全部床義歯実況講義

フルマウスリコンストラクションの第一歩

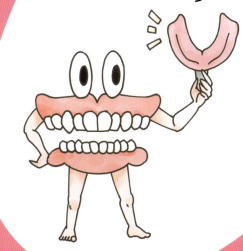

水口俊介 編著
東京医科歯科大学大学院
医歯学総合研究科
高齢者歯科学分野

デンタルダイヤモンド社

はじめに

　私たちは、全部床義歯を専門とする教室に所属しています。卒直後、私（水口）がこの教室に入ったのは、「全部床義歯はよくわからない、むつかしい」と思ったからです。当時（三十数年前）には現在のようにカラーを多用した本やDVDは存在しません。ライターの先生に質問しても「まあ、こんなもんでいいんだよ」みたいな口調ではっきり言ってくれません（私が理解できなかっただけかもしれませんが）。それで、全部床を専門とする教室に入ったのですが、入ってみるとちょっと違いました。先生や先輩方はいつも全部床や補綴のことを議論しています。ここはこうすれば、こう印象すれば、こういう形になるんだよ、と具体的な表現で（それぞれの表現は違うのですが）教えてくれます。また、その先輩自身が進化していくのを見ることもできました。おかげさまで、その先輩方よりうまくなったとは思えませんが、相当な見識を得ることができたと思っています。

　最近は、表現力のある手法を用いた教育コンテンツが充実してきたと思います。またそれぞれのコンテンツで示されている義歯は、道理に合った、統一的な形態をしていると思います。つまり、全部床義歯についての正しい理解が浸透してきていると感じられます。しかし、まだまだ十分ではない気がします。明確でわかりやすく、一気通貫で表現したものが必要だと感じました。本書はまさにそれを意識したものです。基本的だけれども、すべてに通じる事項をできるだけわかりやすく、具体的に、でも文字は多すぎない。

　全部床義歯の製作過程で、次のステップに移るための情報伝達は、模型や咬合器、蝋義歯です。また、印象採得では、辺縁形成の運動の強さや印象材の硬さによって形が違います。chapter11で提示した全部床義歯のCAD/CAM化の目的は、これらの変動を消去し、数値で表現できる製作手法を確立することです。でもまだ実用には遠いので、言葉や写真に頼らなければなりません。本書を読むときはぜひ頭の中でCADを働かせ、義歯周囲軟組織の動きやそれに対応する義歯の形をできるだけ具体的にイメージしてください。根管治療で根尖のアピカルシートやステップバックを形成するときには、デンタルやCTのイメージとファイル先端のイメージを合成し、頭の中でファイルを動かしながら手も動いている、という感じだと思いますが、まさにそのようにしてください。

　高齢者医療、在宅医療においては、多職種連携が必須です。歯科医師に要求されるのは、咀嚼機能回復です。義歯に関するスキルの低い歯科医師は、連携に参加できないばかりか、連携のなかで歯科医師は不要であるとみなされることになりかねません。近年、オーラルフレイルの概念が提唱され、歯科医師に対する口腔機能回復の責任と期待が高まっています。

　筆者らは、若き歯科医師に、義歯に関するスキルを十分に磨いてほしいと考えています。本書には、われわれが全部床義歯の患者さんに相対するときに、いつも考えていることを余すところなく記述いたしました。臨床を議論するのは楽しいものです。本書を議論のネタにしていただければたいへん嬉しいです。

2016年4月　筆者一同

CONTENTS

はじめに 3

Profile 6

chapter 1
全部床義歯臨床を学ぶにあたって心に留めておきたいこと
　　　　　　　　　　　　　　　　　　　　　　　　水口俊介 8

chapter 2
概形印象と無歯顎用既製トレー
　　　　　　　　　　　　　　　金澤 学　水口俊介 16

chapter 3
上顎精密印象で気をつけること
　　　　　　　　　　　　　　　秋葉徳寿　水口俊介 26

chapter 4
下顎精密印象のポイント
　　　　　　　　　　　　　　　佐藤佑介　水口俊介 32

chapter 5
咬合採得の要点──義歯のレイアウトを考える
　　　　　　　　　　　　　　　岩城麻衣子　水口俊介 46

chapter 6
顎間関係記録──ゴシックアーチで下顎運動がみえる
　　　　　　　　　　　　　　　大久保 舞　水口俊介 58

chapter 7
人工歯の排列と試適──審美、機能
　　　　　　　　　　　　　　　駒ヶ嶺友梨子　水口俊介 66

chapter 8
全部床義歯の装着、調整
　　　　　　　　　　　　　　　　　　　　　　　　水口俊介 76

全部床義歯実況講義
フルマウスリコンストラクションの第一歩

chapter 9
リラインと軟質リライン材　　　　　　　　　　秋葉徳寿　水口俊介 …………… 96

chapter 10
義歯洗浄剤と義歯安定剤　　　　　　　　　　　秋葉徳寿　水口俊介 …………… 104

chapter 11
CAD/CAM による全部床義歯製作の未来　　　　水口俊介　金澤 学 …………… 110

---

column 1　概形印象で大切なことって何？　　　　　　　　　金澤 学 …………… 24

column 2　コンパウンドを使うと大きな印象になる？　　　　佐藤佑介 …………… 45

column 3　補綴治療と身体機能　　　　　　　　　　　　　　大久保 舞 ………… 64

column 4　義歯の値段の変遷　　　　　　　　　　　　　　　駒ヶ嶺友梨子 ……… 74

column 5　全部床義歯に付与する咬合様式　　　　　　　　　岩城麻衣子 ………… 88

column 6　全部床義歯の技工精度　　　　　　　　　　　　　秋葉徳寿 …………… 103

あとがき …………………………………………………………………………………… 119

cover design：IMAGING
Illustration：中野こはる

Profile

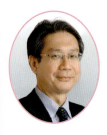

水口俊介 Shunsuke MINAKUCHI
東京医科歯科大学大学院　医歯学総合研究科　高齢者歯科学分野

Message
口腔機能の維持は、虚弱を防ぎ、要介護を遅らせることができます。健康長寿のカギはわれわれ歯科医師が握っているといっても過言ではありません。自信と誇りをもって日々の臨床に向かってください。期待しています。

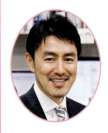

金澤 学 Manabu KANAZAWA
東京医科歯科大学大学院　医歯学総合研究科　高齢者歯科学分野

Message
全部床義歯を専門として治療を行っていますが、いまだに新しい発見があり、全部床義歯補綴の奥深さを感じる日々です。本書によって、これまで自分が得た知識を皆様と共有できればと思っています。

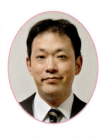

秋葉徳寿 Norihisa AKIBA
東京医科歯科大学大学院　医歯学総合研究科　高齢者歯科学分野

Message
ふだん何気なく行っている臨床手技について、考えるきっかけになれば幸いです。

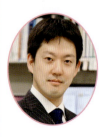

佐藤佑介 Yusuke SATOH
東京医科歯科大学大学院　医歯学総合研究科　高齢者歯科学分野

Message
義歯治療は基本的な内容の積み重ねです。派手な方法でなくても、基本に忠実に心を込めて治療すれば、多くの患者さんに満足していただけると信じています。

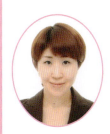

岩城麻衣子 Maiko IWAKI
東京医科歯科大学　歯学部附属病院　歯科総合診療部　総合診療歯科学分野

Message
超高齢社会になり、困難な無歯顎症例も多く見られます。しかし、全部床義歯治療に必要なエッセンスのほとんどは本書に書いてある「きほんの"き"」だと思います。少しでも皆様の日々の臨床のお役に立てたら幸いです。

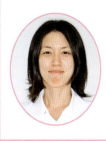

大久保 舞 Mai OKUBO
東京医科歯科大学大学院　医歯学総合研究科　高齢者歯科学分野

Message
毎回同じような話だと思ってないがしろにしているところに実は普遍の原理があったりするので、細部まで注意深く読んでいただきたいです。ご自身の経験と照らし合わせながら、ぜひ日々の臨床にご活用ください。

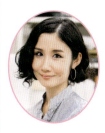

駒ヶ嶺友梨子 Yuriko KOMAGAMINE
東京医科歯科大学大学院　医歯学総合研究科　高齢者歯科学分野

Message
本書を読んで、知識の再確認をされた先生もいれば、新たに知識を得られた先生もいると思います。本書を通して、多くの先生方に、診療に役立ったと実感していただければと思います。

chapter 1
全部床義歯臨床を学ぶにあたって心に留めておきたいこと

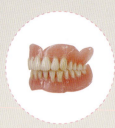

水口俊介

無歯顎補綴のイメージ

まず、図1を見ていただきたい。これは、参考文献[1]の冒頭にある、実に象徴的な図である。無歯顎と有歯顎の違いは、このように、歯があるかどうかというだけではなく、歯の喪失に伴って失われた周囲組織とそれらがもっていた機能、および審美性を失っているということである。そして、無歯顎補綴は、それらがもつ機能と審美性を回復することである。このイメージを常に頭に思い浮かべていただきたいと思う。

フルマウスリコンストラクションであること

さて、歯が失われ、咬合が崩壊している歯列では、どのような咬合の要素が失われているだろうか（図2、3）。

まず、適切な咬合高径を保持している咬合接触が失われているということである。無歯顎では当たり前であるが、義歯を外すと、口元が落ち込み、老人性顔貌となり、審美的には決定的な障害となる。さらに発音などの機能にも大きく影響してくる。また、本書のなかでも述べるが、咬合高径とリップサポートとは極めて重要な相補的関係にあり、審美性や口腔機能にとってたいへん重要な要素である（図4～7）。

次に、安定した咬合接触によって保たれているはずの下顎位（水平的顎間関係）が不正なものになっているということである。すなわち、歯列が崩壊し、歯が傾斜・移動している場合、あるいは不良な義歯を長く使用している患者では、歯や義歯同士の咬頭嵌合位と、顎関節にとって快適な位置である中心位や顆頭安定位が不一致である場合が多く、全部床義歯臨床では顎間関係記録のミスの原因となることが多い（図8～11）。

3つ目は、咬合平面である。上顎と下顎を繋げるものには、顎関節、咀嚼筋、上下の歯の接触とあるが、このなかで硬いもの同士が接するのは歯同士の接触であり、その連続が咬合平面である。この咬合平面の不正は、咬合咀嚼機能のなかでストレス集中の起源となり、咬合性外傷や咀嚼筋・顎関節の障害になる可能性を含んでいる。また、咬合平面の前方は、口唇との関係により審美性に大きく影響する部分である（図4～7）。

4つ目は、口腔の状態や補綴装置に適応した咬合様式である。有歯顎では、歯根が長く顎関節、咀嚼筋から遠位にある前歯・犬歯群の特徴と、複根で垂直方向の力に強い臼歯群の特徴から、中心咬合では臼歯群が前歯・犬歯群をフレアアウトから守り、前方、側方運動時には前歯・犬歯群が臼歯を離開させるこ

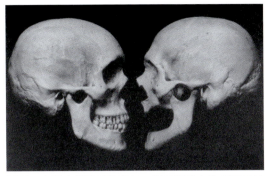

図❶　全部床義歯の装着は、単に噛むためだけではなく、発音、嚥下等の口腔機能の回復、審美性の回復がその大きな目的となる。この図は、全部床義歯は歯だけではなく、失った組織と機能をすべて補うものでなければならないというイメージを表している（参考文献[1]より引用改変）

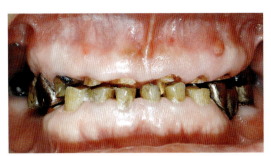

図❷　咬合崩壊した口腔の問題点。咬合崩壊した口腔では、何が失われているだろうか。咬合高径を保持できるような安定した咬合接触、不適切な下顎位、不適切な咬合平面、臼歯離開させることのできるアンテリアガイダンスなどである

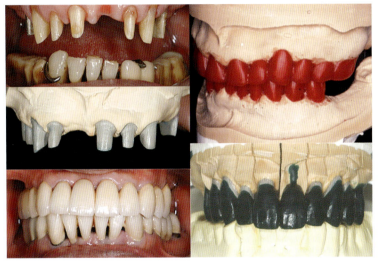

図❸　適切な下顎位において咬合高径を保持できる十分な咬合接触を確保し、同時に上下顎間にストレスを生じさせないような咬合平面と補綴装置に適応した咬合様式を設定することが必要である。これらを達成する手法としてはフルマウスリコンストラクションである

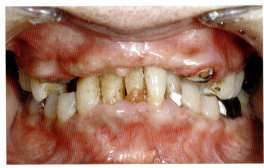 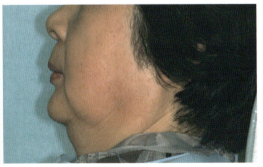

図❹　前歯のクロスアーチブリッジが脱離し来院。歯の欠損と移動により、結果的に見かけ上の咬合高径が低下している。過蓋咬合のため、バーティカルストップの不十分なブリッジに強い側方力が加わったと考えられる。このケースでは、臼歯部の補綴による咬合高径の挙上と、咬合平面の修正が必要である

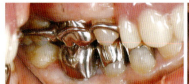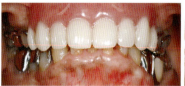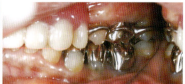

図❺ 咬合高径の挙上（図4のケース）。臼歯部の修復により咬合平面の修正を行い、前歯部には部分床義歯を装着した

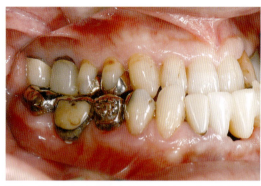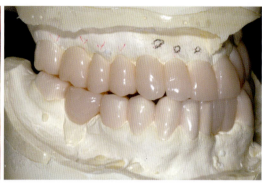

図❻ 咬合高径を挙上することによって、咬合平面や被蓋関係の修正が可能となる。咬合高径を上げることによって、前歯の被蓋関係を変えることができる。しかしながら、有歯顎での挙上は慎重にしなければならない。すなわちそれが「回復」なのか「挙上」なのかを見定めなければならない。図2のケースは、長年の咬耗によるものであり、歯槽骨のリモデリングにより高径の低下は補償されている。これを挙上する場合は「回復」ではないと心得るべきである

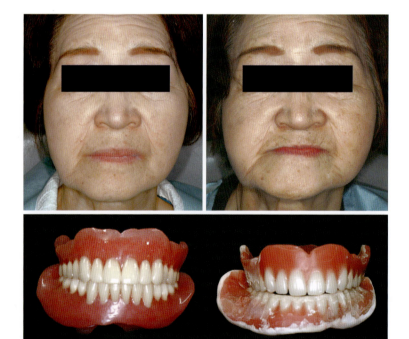

図❼ 咬合高径はただひとつではなく、"あるゾーンがある"という捉え方がされており、総義歯の場合の咬合高径の変更は容易である（参考文献[2]より引用改変）

とにより、側方力から臼歯を守るミューチュアリープロテクテッドオクルージョンが推奨されている。つまり、有歯顎では、急峻な切歯路が顎関節や咀嚼筋、臼歯部歯根膜を守っているが、全部床義歯では義歯の動揺を招くため、強い前歯ガイドを与えるわけにはいか

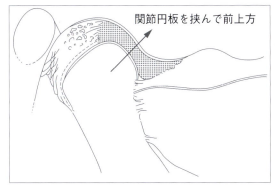

図⓼　中心位：CR（centric relation）の定義。昔から「中心位」という定義にはさまざまな解釈がなされてきた。筆者が学生のころは「中心位＝下顎最後退位」であったが、補綴学用語集（GPT-5）で現在の「前上方」の定義に改訂された。そのニュースは衝撃であった。この定義は、概念的ではなく、特殊な機器を必要とするわけでもない、普段の臨床手技（もちろんトレーニングすることは必要であるが）によってその位置を決めることのできる定義であり、この位置を出発点として、患者の口腔に設定するべき適切な下顎位を考察することができる定義である（参考文献[3]より引用改変）

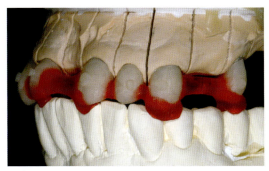

図⓽　なぜ中心位が重要か。中心位は、歯がなくなり、歯同士の嵌合が十分でなくなったとき、あるいは広い範囲を修復しなければならないとき、採用すべき下顎位を探るための出発点となる

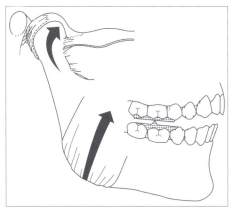

図⓾　無歯顎における下顎位の決定は、歯がない場合は中心位となる。無歯顎の顎間関係記録に用いられるゴシックアーチ描記装置は、咀嚼筋の力で顆頭を関節窩の前上方に押し付けることができる。したがって、アペックスの位置は中心位（下顎最後退位ではない）である（参考文献[3]より引用改変）

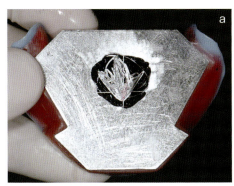
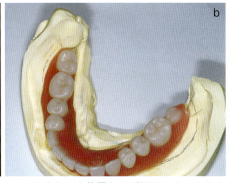

図⓫　タッピングは完全に収束はしないが、アペックスらしき位置とほぼ同じであったため、クロスの位置で顎位を採得できると思った。でもおかしいと思い、さらに誘導するとaのようなGoAが描けたのである。アペックス付近から紡錘状に分布する赤い咬合紙のかすかな印記はタッピングポイントを示しており、大きくばらついている。この患者の旧義歯は、bのように小さく不安定であり、口の中でうまく取り回しながら使用してきたため、安定した顎位をとることができなかったと考えられる（参考文献[2]より引用改変）

ない。逆に、弱い切歯路を与え、臼歯部では両側性平衡咬合を付与しているということになる。

これらの4つの要素は、咬合回復において最も重要な要素である。これらをすべて解決する手法はフルマウスリコンストラクション

であり、それを有歯顎で行うことは多くの歯に対して支台歯形成や印象採得といった修復処置の手順が必要で、極めて手間がかかり、高度な技術が必要となる。ところが、無歯顎補綴では、全部床義歯を一気に製作すること自体がこれらの咬合の要件を回復することになり、歯根の位置に左右されない、最も簡単で自由なフルマウスリコンストラクションといえる。

しかしながら、ある面では最も困難なフルマウスリコンストラクションともいえる。それは、リコンストラクションした歯列を支えているのは無歯顎の顎堤であり、場合によっては吸収した顎堤であり、菲薄化した粘膜であるということである。

全部床義歯臨床では、このことを意識していただきたいと思う。印象採得をするときは、リコンストラクションする歯列を支える場を作るのだということを。咬合採得するときは、審美性や発音などの口腔機能を適切な状態に導くデンチャースペースを採得するのだということを。そして、人工歯排列や試適を行う際は、上下の顎堤間において最も力配分が均等となり、審美性も満足するような位置に咬合平面を置くことを。排列および咬合調整においては、偏心運動時のストレスを解消し、最も義歯の動揺が少なくなるような咬合平衡を達成することを。

全部床義歯を取り囲む3つの面

全部床義歯は、3つの面で取り囲まれている。まず、粘膜面である。印象採得によって決定される面であり、義歯の支持、維持に貢献し、咬合力を顎堤へ伝達するものである。もう1つは、咬合面である。上下の人工歯が相接する面であり、咬合力が作用する場であり、顎間関係の保持と、平衡咬合の達成による義歯の安定に寄与している。と同時に、い

- 頬側フレンジ
- オトガイ部
- 後顎舌骨筋部

離脱させる力がかかる部位

開口時に下顎義歯が浮かないようにするためには、これらの力のバランスを考える

- 舌下腺部の辺縁封鎖　　維持力の源

図⓬　下顎義歯を持ち上げる力は、頬側フレンジ、オトガイ部、後顎舌骨筋部にかかる。維持力の源としては、舌下腺部の辺縁封鎖。この2つの要素のバランスをとることが重要である

うまでもなく、咀嚼に直接関与する面である。最後の1つは、研磨面である。これは、前述の2つの面を結ぶものであり、人工歯の頬舌側面も含む。口唇頬の内面、舌に接触し、これらの軟組織の挙動によってその形態が決定される。

粘膜面は印象採得、咬合面は咬合採得という臨床操作によって決定されるので、研磨面は、先の2面の間を繋げるといった発想で、歯肉形成時になんとなく形成されてしまうことが多い。しかしながら、研磨面は3面のなかでは最も面積が大きく、周囲軟組織との機能的協調を考えなければならない部分である。そして、人工歯の排列位置、すなわちリップサポートや咬合平面によっても大きく影響される。

また、たとえば顎堤が高度に吸収しているような場合、粘膜面から義歯床辺縁、研磨面にかけての微妙な曲面を形成することが、義歯の安定に大きく寄与するケースもある。全部床義歯製作過程は、一連の臨床操作を通じて、全部床義歯の三次元的な形態を決定していく過程である、というイメージをもっていただきたい。

全部床義歯の維持の要点

全部床義歯に必要な要件としてよく挙げら

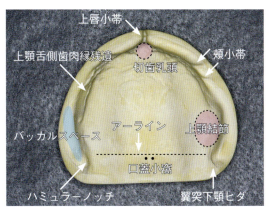

図⓭　上顎の解剖学的ランドマークである。適切な義歯床縁形態の把握には、これらの解剖学的・生理学的知識が重要となる。とくにハミュラーノッチ、翼突下顎ヒダ、アーライン、切歯乳頭は重要である（参考文献[5]より引用改変）

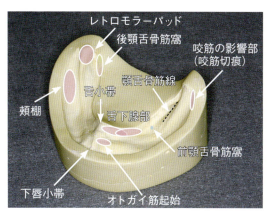

図⓮　下顎の解剖学的ランドマークである。レトロモラーパッド（臼後隆起）、顎舌骨筋線、頬棚、後顎舌骨筋窩など義歯の形態を考えるうえで重要な部位である（参考文献[5]より引用改変）

れるのが、維持、支持、安定である。とくに下顎義歯は上顎に比べ顎堤の面積が半分であり、有歯顎時代の歯根膜の総面積の3分の1以下である。さらに顎骨は上顎のように海綿骨主体ではなく、皮質骨で粘膜の厚みも薄い。したがって、全部床義歯臨床をうまく行うためには、下顎義歯を維持、支持、安定の3点において成功させることが肝要である。

　「下顎義歯の吸着」ということがよくいわれている。かつて「下顎の義歯は吸着しなくてよい」と聞いたことがあるが、そんなわけがない。開口したときに下顎義歯が最小限の変位で顎堤粘膜上にとどまることが必要である。吸収した顎堤においてはセメント合着したように動かないということは不可能であるが、その変位を最小限にすることで、顎堤粘膜が被るダメージを最小限にすることができる。つまり、開口したときに浮き上がった義歯が咬合によってもとに収まるとき、そのときの動きの幅が大きいほど顎堤へのダメージが大きくなるということである。ダメージを受けた粘膜は回復するが、その回復量よりダメージの総量が大きくなっていると、顎堤の傷や潰瘍となってしまうと考えられる。した

がって、夜間装着したままだと顎堤に傷ができやすくなるし、噛みしめやTCHなどがある場合には、顎堤の傷が消えないということになるわけである。

　下顎義歯の吸着の達成にはいくつかのポイントがある。まず吸着の源は、舌下腺部とレトロモラーパッドである。詳しい説明はこの後の連載のなかでするとして、舌下腺部に関しては統計確率的な考え方、レトロモラーパッドに関してはきちんと覆うこと、である。それに対して、下顎義歯を離脱させる力の主体は、頬側辺縁部とオトガイ部である。離脱させる力と、義歯をそこにとどめ置く力のバランスを考え、義歯の形態を考えることが成功への必要条件となる（図12）。

解剖学的ランドマークについて

　筆者らが全部床義歯の教育・臨床を行っている場面で、解剖学的ランドマークという言葉は、一人当たり1日に20回以上発せられる。20回以上が多いのか少ないのかはよくわからないが、とにかく重要な言葉である。

　解剖学的ランドマークは、作業模型上に記録されている（あるいは間接的にその位置を

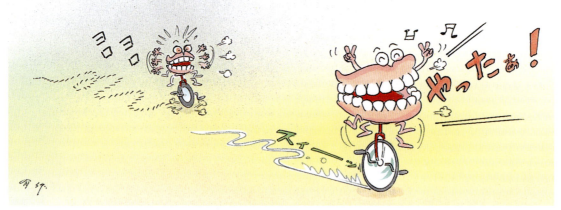

図⑮ 全部床義歯を快適に使用するためには、練習という要素が必要。われわれは、軸ぶれのない、乗り手の体に合った一輪車（義歯）を製作し、練習の手助けをしなければならない

認識できる）印である（図13、14）。われわれは、その位置を意識しつつ、辺縁の位置や形態、排列位置、研磨面形態を決める。作業模型は残されているので技工をしている間、四六時中、いつでもそれを見ることができる。また、臨床における情報伝達時にはつるんとした無歯顎顎堤においては、まさに座標や緯度経度となる。すなわち、「どこそこより何mm前とか」、「○○部の辺縁が長すぎる」などという議論をすることができるわけである。本書に記載されていることを完全に理解するためには、このことを確実に頭に入れておいてほしい。

全部床義歯は一輪車である

子どもに一輪車を与えて、「ほら、乗ってごらん」といっても乗れるわけがない。ペダルを両足で調節しながら、両腕と下半身でバランスを取ることを学習しなければならない。全部床義歯も同じである。義歯の辺縁は、筋の付着を超えて延長しなければならず、舌で辺縁を持ち上げたり、オトガイ筋を過度に緊張させると脱離する場合がある。咀嚼運動中にそれを行うと、義歯が離脱すると同時に、食渣を義歯床下に吸い込んでしまう。義歯は周囲軟組織の機能的調和を考えながら使わなくてはならず、それらが自然に行えるまで練習しなければならない（図15）。そして、その練習を手助けするのがわれわれ歯科医師の役目である。

【参考文献】

1）小林義典，他(訳)：Watt & MacGregor コンプリートデンチャーの臨床．医歯薬出版，東京，1979．
2）水口俊介：全部床義歯臨床のスキルアップ（第1回）印象編，（第2回）咬合採得・人工歯排列編　義歯の三次元的形態のレイアウトとしての咬合採得と人工歯排列，（第3回）試適および装着・調整編．補綴臨床，43（4）：462-474，43（5）：594-606，43（6）：702-714，2010．
3）Dawson P E：オクルージョンの臨床(丸山剛郎監訳)．医歯薬出版，東京，1993．
4）林 都志夫(編)：全部床義歯補綴学．医歯薬出版，東京，1982．
5）水口俊介，飼馬祥頼：写真でマスターする　きちんと確実にできる全部床義歯の印象．ヒョーロン・パブリッシャーズ，東京，2011．

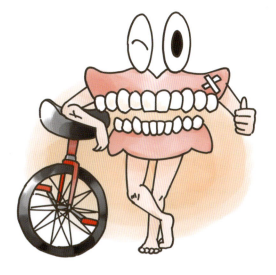

chapter 2
概形印象と無歯顎用既製トレー

金澤 学　水口俊介

　無歯顎顎堤の印象採得は、有歯顎と比較すると、対象がすべて軟組織であり、可動部分が多く含まれるため、非常に難しい。また、下顎の印象は、舌が存在するため、上顎と比較し、その難易度はさらに上がる。印象採得にはさまざまな方法があるが、本項では、個人トレーを用いた精密印象を前提としたアルジネートと既製トレーによる概形印象採得について解説する。

無歯顎用既製トレーの選択

　印象採得を行ううえで最も重要なポイントは、トレーの選択である。無歯顎用トレーは、「削って合わせるタイプ」、「伸ばして合わせるタイプ」、「調整が不要なタイプ」の3つに分けられる。それぞれ代表的なトレーについて解説する。

1.「削って合わせるタイプ」三金印象トレー（デンツプライ三金：図1）

　このトレーは、顎堤が良好なケースが多かった時代にデザインされているため、新品の状態ではとても大きく、顎堤にはフィットしない。そのため、確実なトレー合わせを行う必要がある。

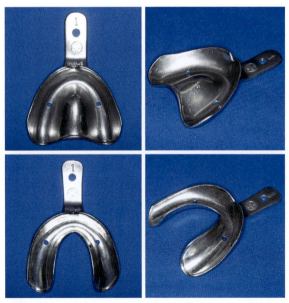

図❶　「削って合わせるタイプ」三金印象トレー（デンツプライ三金）

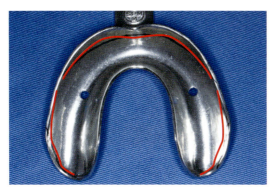

図❷ 赤線のように、長すぎる部分をカットする

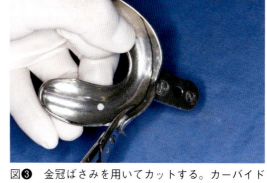

図❸ 金冠ばさみを用いてカットする。カーバイドバーでもトリミング可能である

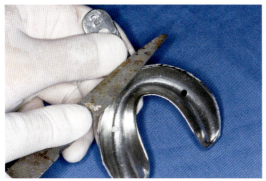

図❹ カットした部分は鋭利に尖っていて、このまま患者の口腔内に入れると粘膜を傷つけてしまうため、ゴムヤスリなどで辺縁をよく丸めておく

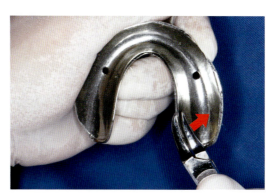

図❺ 顎舌骨筋線部分を内側に曲げる

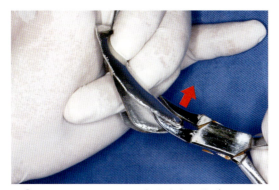

図❻ レトロモラーパッド部を上方に曲げる

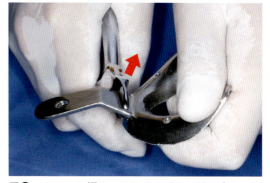

図❼ トレーの柄は、このままだと口唇に当たってしまう。矢印の方向に立てるように曲げる

　トレー合わせには、少々コツが必要になる。合わせ方を、図2〜11に示す。このトレーは金冠ばさみやカーバイドバーで辺縁のトリミングが可能である。長すぎる部分を削り、足りない部分についてはユーティリティーワックスを用いて適度に伸ばしながら、患者の口腔内に合わせていく。すべてにおいていえることだが、トレーを口腔内に試適し、手を離した状態でも浮き上がらず、口腔内で安定していることが重要である（図11）。

2.「伸ばして合わせるタイプ」ハヤシアミトレー（林歯科商会：図12）*

　このトレーは、不足部分をユーティリティーワックスで伸ばして使用する。三金印象トレーとは逆に、伸ばして合わせるトレーだといえる。

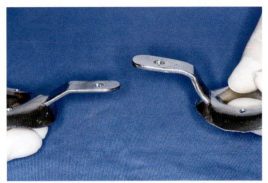

図❽ 左が無調整の状態の柄。右が調整後の柄。柄が立ち上がって口唇の邪魔にならないようになっていればよい

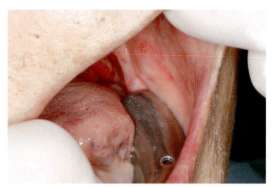

図❾ 口腔内に試適する。この状態ではレトロモラーパッドの部分が足りないようである

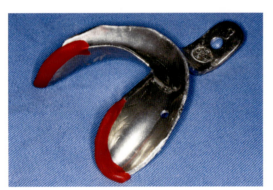

図❿ 足りない部分は、よく乾燥させたのち、ユーティリティーワックスを用いて適度に伸ばす

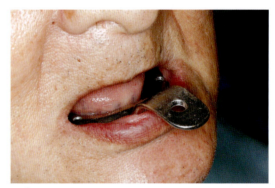

図⓫ 口腔内に入れた状態で、手を離してもトレーが浮き上がらないことが重要。浮き上がってくるようなら長い部分があるので、再度調整を行う

　トレーの合わせ方を、図13、14に示す。ユーティリティーワックスは剥がれやすいので、編み目に絡ませるように巻いていくとよい。もともとかなり小さめに作られており、削る必要がなく、足すだけでよいので、考えることが少なくてすみ、三金印象トレーと比較してシンプルに使用できる。そのためこのトレーの愛用者は多い。

3．「調整が不要なタイプ」ボーダーロックトレー（CLAN：図15）

　シュライネマーカースは、欧米では古くから有名な解剖学的トレーであるが、シュライネマーカースは金属製で、洗浄剤に弱く、価格が高いということから、形態はそのままに、材質をPPS樹脂に変更したものがボーダーロックトレーである。ボーダーロックトレーは材質が樹脂性であるために、メーカーは推奨していないが、切削が可能である。シュライネマーカースは切削ができなかったため、下顎隆起がある顎堤などには向かなかったが、ボーダーロックトレーであれば多少の切削も可能であり、使いやすくなった。

　トレーはあらかじめある程度義歯の概形を意識した形態になっており、サイズのみを選択し、このまま印象採得を行う。トレー合わせの煩雑さはないので、時間をかけずにそこそこの印象採得を行うには向いている。しかし、屈曲することは不可能なので、高度に吸収した顎堤や下顎隆起が存在する顎堤などには合わせにくい。

　これらのどのトレーを用いても、最終的に採得される印象の概形に変化はない。大切なことは、顎堤によく適合しており、口腔内でトレーが安定していることと、そのトレーの

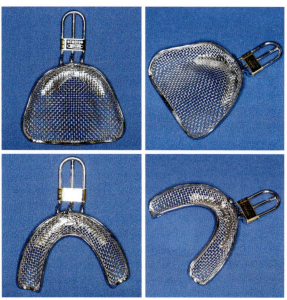

図⓬ 「伸ばして合わせるタイプ」ハヤシアミトレー（林歯科商会）*

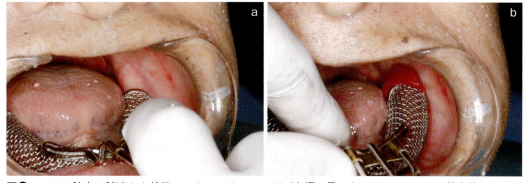

図⓭　a：口腔内に試適した状態。レトロモラーパッドが大幅に足りない。このトレーは基本的にはすべての部位が短いので適宜ユーティリティーワックスで伸ばしていく。b：トレーを試適し、レトロモラーパッドが十分に覆えている状態

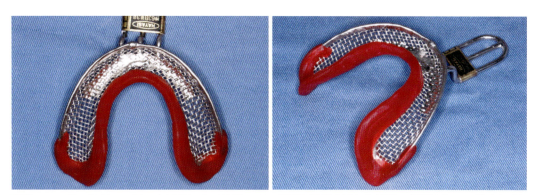

図⓮　ユーティリティーワックスでレトロモラーパッド部と舌側を足した状態。頬側はトレーが短くても印象材は溢れていくので、そこまで気にしなくてよい。舌側はトレーが短いとうまく採れてこないので、ユーティリティーワックスで十分に伸ばす（参考文献[1]より引用改変）

＊ハヤシアミトレー（林歯科商会）
　このトレーは生産が終了しているが、愛用している歯科医師も多いことから、ここに記載する。

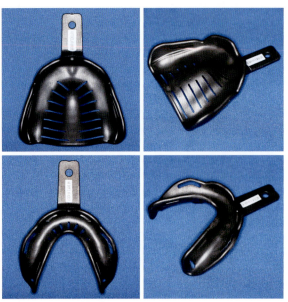

図⓯ 「調整が不要なタイプ」ボーダーロックトレー（CLAN）

扱いに慣れていることである。自分に合ったトレーを見つけて、そのトレーでの練習を積み重ねてほしい。

アルジネート印象の採り方

無歯顎の印象採得は、常に動く軟組織を相手にするために非常に難しい。印象採得の際のポイントを示す。

1．患者と術者のポジショニング

上顎は、水平位に近い状態で、12時の方向から印象採得すると顎堤のすべてが見渡せて印象採得を行いやすい（**図16**）。ただし、印象材が軟らかすぎると、咽頭部へ印象材が流れてしまう。粉液比を調整して、トレー盛りつけ後に逆さまにしてもトレーから印象材が垂れない程度の、少し硬めの印象材を使用するとよい。ただし、硬すぎる印象材は粘膜を不必要に変形させてしまう可能性があるので注意する。アローマファイン（ジーシー）の場合、硬くなりすぎると表面のツヤがなくなってくるので、表面のツヤが保たれている範囲内で硬い練り上がりが最適であろう。

下顎は、チェアーを45°程度倒した状態にして、開口した下顎体が地面と水平になる程度がよい（**図17**）。

2．素振り（トレーの試適）

印象採得は術者1人の力では行えない。患者と術者の共同作業であり、患者の協力を必要とする。素振りというとスポーツのようだが、印象材がない状態で印象採得のシミュレーションを何度も行い、術者と患者が動きとそのタイミングを把握することが重要である。

印象採得は以下の手順で行う。上顎の場合は舌に関することを除く。

①最大開口でトレーを挿入する。
②軽く閉口した状態で舌をトレー上に挙上させる。
③舌の緊張と口唇の緊張を解いてもらう。
④ゆっくりと圧接する。

この流れを患者に覚えてもらい、術者は舌、口唇の運動や開閉口を患者に指示する。最低でも3回は素振りを行い、イメージトレーニングを積んだ後に、本番に移行してほしい。このときに、術者はトレーの収まる位置を覚える必要がある。また、患者に舌、口唇の動

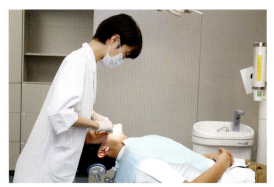

図⓰ 上顎の印象風景。患者が水平位に近い状態だと口腔内が見やすい

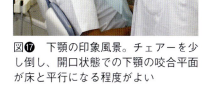

図⓱ 下顎の印象風景。チェアーを少し倒し、開口状態での下顎の咬合平面が床と平行になる程度がよい

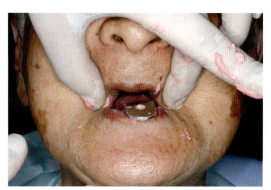

図⓲ モダイオラス付近を押さえて余分な印象材を絞る

かし方や開閉口のタイミングを覚えてもらうことも必要である。

3．本番（印象採得）

印象採得のポイントは以下の3つである。

①トレー圧接のタイミング

前述のように、トレーの圧接は、トレーの上に舌を挙上した後に行う。下顎の印象採得は舌側がうまく採れないことが多いと思うが、それは多くの場合、圧接が終わった後に舌の挙上を行っているからである。それでは舌側の印象はうまく採れない。あくまで、舌がトレー上に挙上され、トレーの上に舌が軽くのった状態になってから、ゆっくりと圧接することが重要である。圧接の際、速く圧接すると印象材が流れやすい方（頬側）から流れ出てしまい、流れにくい方（舌側）には入りにくくなるために、ゆっくりと圧接したほうが細部にまで印象材がいきわたる。

②圧接後にトレーを素振りした位置に戻す

圧接しながら、トレーを素振りした所定の位置に戻すことが重要である。印象材が入ってしまうとトレーの定位置を見失いやすい。あらかじめ素振りの際にトレーの柄と口唇との位置関係をよく覚えておき、所定の位置に確実に戻すようにする。

上顎の場合には印象材が咽頭に流れることを恐れ、後縁から圧接を行うことが多いのではないかと思う。後縁から圧接すると、前後的な位置を誤りやすいので、顎堤、とくに切歯乳頭部位を見ながら、ほぼ平行にトレーを圧接していくと位置を誤りにくい。ただしその際には、前述したように、印象材は硬めのものを用いる必要がある。

③適切な筋形成

上記の作業の後に適切な筋形成を行えば、適切な印象が採れるであろう。

軽く吸啜運動を行わせる。もしくは、モダイオラス付近を軽く押さえて、余分な印象材

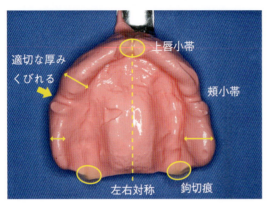

図⑲ ハヤシアミトレーで印象採得した上顎印象体。印象材はアローマファイン

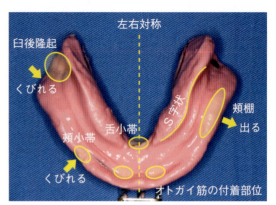

図⑳ ハヤシアミトレーで印象採得した下顎印象体。印象材はアローマファイン

を絞る（図18）。下顎はその後に、軽く舌を突出させ、軽く左右の口角に触るか触らないか程度の運動をさせる。

最終印象ではないので、ここで大きな筋形成を行う必要はない。必要以上に大きな筋形成を行うと、トレーの裏打ちのないアルジネートはなくなってしまう。

印象体のチェックポイント（図19、20）

印象採得ができた後は、印象を注意深く観察し、適切な印象採得が行われたかどうかを判断する。

1. 左右は対象か

上顎の印象は、顎堤の吸収した部分は厚く、顎堤の吸収のない部分は薄く採る。

2. 出るべきところ、くびれるべきところは適切か

頬小帯部分はくびれる必要がある。印象採得時には軽く吸啜と口角を引く運動をさせ、頬小帯が出るようにする。下顎舌側は、滑らかなS字状を呈するようになるが、なかにはS字状にならずにストレートになることもある。必ずしもS字状にこだわる必要はない。

3. 含まれているべきものが含まれているか

上顎は鉤切痕（ハミュラーノッチ）が含まれないことが多くある。口腔内で鉤切痕の位置をよく確認し、そこまで印象が採れていることを必ず確認する。下顎は頬小帯、オトガイ筋の付着部位、頬棚、臼後隆起、舌小帯が必ず含まれていることを確認する。

多少の失敗からのリカバリー（アルジネート二重印象法）

アルジネート印象は、常に成功するとは限らない。大きな気泡が入ってしまったり、トレーが顎堤に当たってしまったり、舌側に印象がうまく入らなかったりする。そのようなときには、アルジネートによる二重印象を行うことも可能である。

図21は、アルジネート印象を行った後の印象体である。トレーが当たっている点や、大きく採れすぎているところが見受けられる。余分な部分をメスでトリミングし、図22のようにする。このとき、トレーを作る気持ちで、採りたい印象よりも一回り小さい形状にトリミングするとよいだろう。このトレーの上に、標準混水比と同等か、それよりやや軟らかめのアルジネートを盛りつけ、再び印象採得を行う。これにより、図23のようにきれいな印象採得が可能となる。

ただし、アルジネート二重印象は、通常の1回で印象採得する方法と比較して、精度が劣ることに注意したい。なぜなら、弾性体で

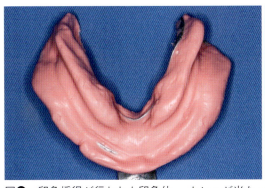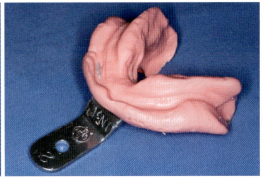

図㉑　印象採得が行われた印象体。トレーが当たってしまっている部位や、大きく採れすぎてしまっている部位が認められる

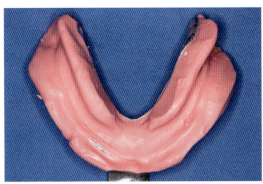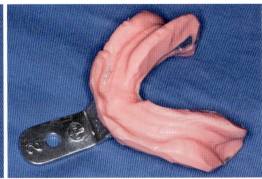

図㉒　メスでトリミングした状態。トレーを作る気持ちでトリミングを行う

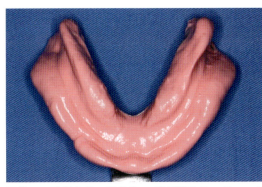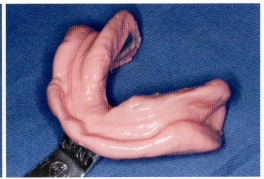

図㉓　二重印象後の印象体。解剖学的ランドマークもすべて収まり、きれいに採れている。しかし、精度はまた別の問題なので、注意が必要である

ある1回目のアルジネート印象をトレー代わりにして印象を行うためである。印象に用いる既製トレーは、変形の起こらない強固な材質が推奨される。容易に弾性変形する硬化後のアルジネートは、圧接の際に弾性変形し、圧力の解放後に再び元の形態に戻る。このことは、精度を求める印象としては致命的である。

これらの変形は、目には見えてこない。「きれいな（解剖学的ランドマークが収まった）印象」と「精度のよい印象」は別物である。二重印象法は「きれいに」採れるが精度は劣るため、二重印象法から作製された個人トレーは変形が起きている可能性があることを念頭に置き、最終印象に臨む必要がある。

【参考文献】
1) 金澤 学, 岩城麻衣子, 水口俊介：今選びたい印象用トレー（無歯顎用）. QDT, 37, 2012.

column 1

概形印象で大切なことって何？

金澤 学

　下記の写真は、筆者が6種類のトレーを使用して、同一無歯顎患者の下顎のアルジネート印象採得を行ったものである。これらの概形印象には、含まれなければいけないランドマークが含まれているのが見ていただけると思う。どのようなトレーを用いても、基本的な概形は変わらない。トレーによって印象の採り方と手順は変わってくるが、それにより得られる印象の概形や含まれるランドマークが大きく変わることはない。

　概形印象採得で一番重要なことは、それぞれのトレーに合った印象採得の手技を習熟することである。概形印象は辺縁形成と違い、一発勝負である。その印象採得で一番大切なことは、chapter 2（p. 16）で述べた「素振り」であると思っている。素振りを何度も行い、イメージトレーニングをし、患者との息を合わせ、素振りした位置へ正しい手順でトレーを戻すことができれば、必ず適切な印象が採れてくるであろう。

　ランドマークを含んだ確実な概形印象は、適切な個人トレー製作に欠かせない。chapter 3で、個人トレーを用いた精密印象を学んでいただきたい。

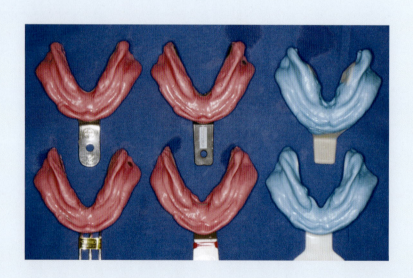

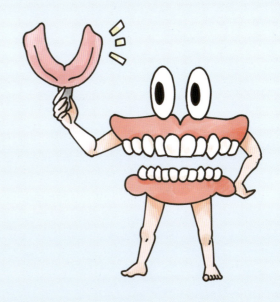

chapter 3
上顎精密印象で気をつけること

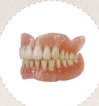

秋葉徳寿　水口俊介

精密印象に必要な解剖学的ランドマーク

　上顎無歯顎の精密印象では、義歯周囲軟組織と義歯床研磨面による辺縁封鎖が得られないため、義歯床後縁の設定位置について理解することが大切である。本項では、義歯床後縁の設定に必要な解剖学的ランドマークを順に示す（**図1**）。

上顎結節

　上顎顎堤の遠心端にある上顎結節は、最後臼歯が喪失した後も吸収されずに残るため、上顎全部床義歯の維持・安定にとって非常に重要な解剖学的ランドマークである（**図2**）。

　図3は上顎全部床義歯が安定せず、義歯安定材を使用していた症例である。上顎全部床義歯が安定しない理由として、|7 を抜歯したあと、上顎結節を確実に被覆するように増歯・増床修理が行われていないことが挙げられる。上顎全部床義歯の床後縁は、上顎結節を確実に被覆し、辺縁封鎖ができるように設定しなければならない。

翼突下顎ヒダ

　翼突下顎ヒダは、翼突下顎縫線を経て下顎の臼後隆起に達するもので、開口するとより明瞭となる。義歯床辺縁が長すぎた場合、翼突下顎ヒダ部の粘膜を傷つけることになる（**図4**）。印象採得のときに開口させ、緊張した機能時の翼突下顎ヒダの状態を記録する。

ハミュラーノッチ（鉤切痕）

　ハミュラーノッチ（鉤切痕）は、上顎結節と翼状突起との骨の縫合部を覆う粘膜上の"くぼみ"である。ハミュラーノッチの部分は、骨の縫合部上に軟組織が厚く存在することがわかる（**図5**）。したがって、ハミュラーノッチはポストダムの開始点として辺縁封鎖に利用することができるため、確実に印象に含めなければならない。

バッカルスペース

　上顎結節の頰側にあるバッカルスペースも、上顎義歯の維持に極めて重要な部分である。バッカルスペースを十分に満たすように印象採得することで、頰粘膜と義歯床翼部が密着して辺縁封鎖を確立できる（**図6**）。

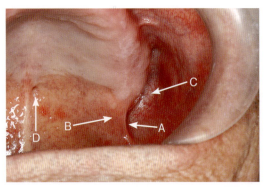

図❶　上顎結節を中心に重要な解剖学的ランドマークがある。A：翼突下顎ヒダ、B：ハミュラーノッチ、C：バッカルスペース、D：口蓋小窩

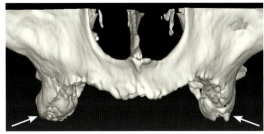
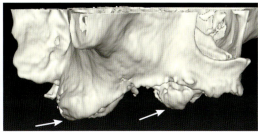

図❷ フラビーガム症例のCT画像をもとにした骨モデル。歯槽骨の著しい吸収が認められるが、上顎結節（矢印）はしっかりと残っている

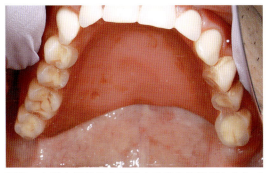

図❸ 左側上顎結節を被覆する義歯修理がなされていないため、上顎全部床義歯が安定せず、義歯安定剤を使用していた症例

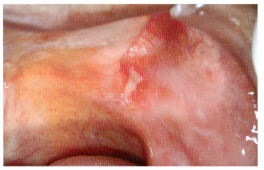

図❹ 翼突下顎ヒダ部の義歯床辺縁が長すぎたため、同部位に褥瘡性潰瘍が認められる

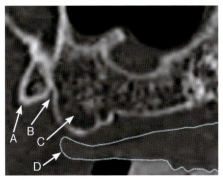

図❺ 上顎結節中央部での矢状面方向のCT画像。義歯（青線）と上顎骨縫合部との間に厚い軟組織があることがわかる。A：翼状突起、B：上顎結節と翼状突起の骨縫合部、C：上顎結節、D：義歯床後縁

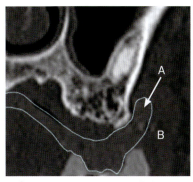

図❻ バッカルスペースを義歯床辺縁がみたし、義歯床翼部（A）と頰粘膜（B）が密着することで辺縁封鎖が得られる（|7人工歯相当部での前頭面方向のCT断層画像）

　バッカルスペース部の床縁形態で気をつけなければならないのは、咬合時にバッカルスペースの後方にあった下顎骨の筋突起が、側方運動に伴い頰筋、頰粘膜を牽引・変形させることである（図7）。そのため、印象採得をするときに下顎の側方運動を行わせ、機能時のバッカルスペースの大きさを記録する必要がある。筋突起がバッカルスペース部の床翼

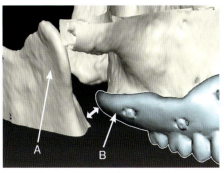

図❼ 咬合時のバッカルスペースと筋突起の位置（CT画像をもとにした骨モデル）。側方運動に伴い、筋突起（A）と上顎結節（B）の間のスペース（⇔）が減少する

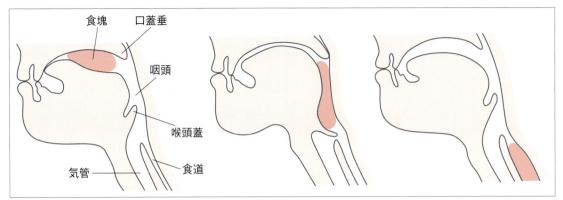

図❽　嚥下をするとき、軟口蓋は鼻腔を閉鎖するように挙上する

形態に影響する程度は、開口量によって異なるため、印象採得時には大まかに付与する咬合高径で、つまり開口させすぎずに側方運動を指示する。

アーライン

嚥下や発音するとき、軟口蓋は鼻腔を閉鎖するように挙上する（図8）。軟口蓋が挙上しても後縁の辺縁封鎖が破れないようにするため、上顎義歯の口蓋後縁は可動粘膜と非可動粘膜の境界に設定するのが原則である。

口蓋粘膜の可動粘膜と非可動粘膜の境界は、"アー"と発音したときに軟口蓋にみられる振動線（アーライン）で決定する。アーラインを確認するときは、"アー"と発音し終わった直後に軟口蓋が下垂した瞬間のほうが観察しやすい。あるいは、鼻をつまみ（鼻孔を塞いで）、鼻から息を吐くようにすると、軟口蓋が盛り上がるように下垂するので、このときにできる折れ線を可動粘膜と非可動粘膜の境界に設定する。

口蓋小窩

アーラインを確認するとき有効な目安となる解剖学的ランドマークに、口蓋小窩がある。口蓋小窩は粘液腺管の癒合によってできた"くぼみ"で、口蓋正中部の硬口蓋と軟口蓋の境界付近、つまりアーライン付近に開口している。ただし、半数は退化して位置を判別できないとされているため、最終的には機能的な方法（アーライン）を参考に上顎義歯の口蓋後縁を設定する。臨床的には、精密印象時にはアーラインよりも多少長めに印象採得し、最終的な口蓋後縁の位置は、咬合採得または蠟義歯の試適を行うときに基礎床で確認して決定するほうが確実である。

印象辺縁の厚み

図9は義歯を外した顔貌、図10は義歯を装着した顔貌である。義歯を装着することでリップサポートが改善されていることがわかる。上顎の顎堤は、抜歯後に唇頬側の歯槽骨が吸収されやすく、顎堤のアーチが小さくなる傾向がある。全部床義歯におけるリップサポートは、義歯床の唇側辺縁と前歯部人工歯の歯頸部で支持される（図11）。咬合採得や蠟義歯の試適をする段階でリップサポートを考えるのではなく、印象採得の段階から前歯部人工歯の排列位置を考えて、印象辺縁の形態・厚さを決定することが大切である。

印象採得を行う際、とくにリップサポートを考えなければならない症例に、シングルデンチャーの症例がある。上顎が無歯顎で下顎が有歯顎である場合、下顎前歯部が残存していることが多い。下顎残存歯列との対向関係を無視して上顎のみで印象辺縁の形態・厚さを決定すると、症例によってはリップサポートが不足した薄い辺縁形態となる場合がある。

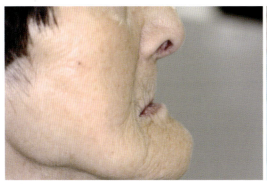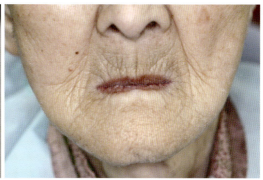

図❾　義歯を装着していない状態では、口唇・口角の支持が失われ、内側にくぼんで見える

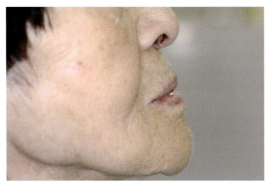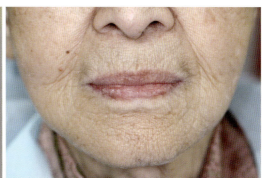

図❿　義歯を装着することで、リップサポートが改善される

　とくにⅢ級傾向が強く、正常被蓋の人工歯排列を患者が希望する場合は、前歯部の義歯床縁形態を厚くすることを想定して印象採得を行わなければならない。

　図12は、$\overline{1～6}$ のみ残存している上顎シングルデンチャーの症例である。医科での治療が必要であったため、上下の義歯を作製した時期が異なり、上顎の義歯には何度もリラインを行った形跡がみられる。本症例においても、現在使用している義歯の前歯部人工歯の排列位置、義歯床辺縁の形態・厚さから、上顎印象の唇側辺縁を厚く採得する必要がうかがえる。印象採得を行う前に、現在使用している義歯の辺縁形態、人工歯の排列位置をよく観察し、印象採得の方針を決定することが大切である。

フラビーガム症例

　フラビーガムは、結合組織の炎症性増殖による顎堤粘膜の肥厚である。被圧縮性、可動

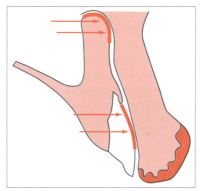

図⓫　全部床義歯におけるリップサポートは、義歯床の唇側辺縁と人工歯の歯頸部で支持される（参考文献[1]より引用改変）

性が大きいため、フラビーガム部で咬合圧の支持を期待することができない（図13）。

　フラビーガム部を圧迫して印象した場合、フラビーガム部の粘膜が変形することで義歯の安定が悪くなる。そのため、トレー内面をリリーフし、フラビーガム部をできるだけ変形しないように印象採得する必要がある。トレーの内面をリリーフする場合、研究模型の

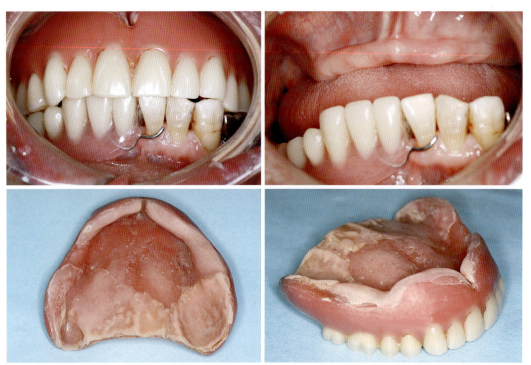

図⓬ ①〜⑥のみ残存している上顎シングルデンチャーの症例。顔貌もⅢ級傾向が強く、かつ下顎前歯部が残存しているため、上顎全部床義歯のリップサポートを考えて印象採得しなければならない

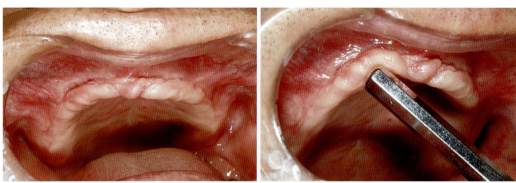

図⓭ 上顎前歯部にフラビーガムが認められる症例。フラビーガム部の顎堤粘膜は、わずかな力で容易に変形する

フラビーガム部にスペーサーとしてパラフィンワックスを圧接したのち、パラフィンワックスを取り込んだまま個人トレーを完成させる。辺縁形成が終了して印象採得を行う直前に、パラフィンワックスのスペーサーを除去する（図14）。

図15は、フラビーガムがあり、義歯床の唇側辺縁に相当する歯肉頬移行部に義歯性線維腫が認められた症例である。前歯部での咬合圧をフラビーガム組織が支持することができず、唇側床縁部の粘膜に慢性的な機械的刺激が働いた結果と考えられる。フラビーガムは一般的に前歯部に多く、前歯部の顎堤粘膜で咬合圧を負担することが難しい。そのため、唇側床縁部も利用して義歯の安定が得られるように、義歯床の唇側辺縁が厚くなるように印象採得を行う（図16）。ただし、義歯装着後は前鼻棘相当部に疼痛が出やすいので、リコール時の確認が重要である（図17、18）。

【参考文献】
1）小林賢一：総義歯臨床の押さえどころ．医歯薬出版，東京，2001．

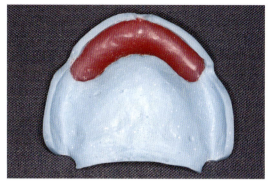

図⓮　フラビーガム部をリリーフするため、パラフィンワックスのスペーサーを取り込んだ個人トレーの内面。スペーサーは辺縁形成が終了して印象採得を行う直前に除去する

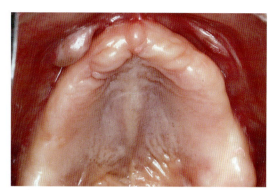

図⓯　フラビーガムがあり、義歯床の唇側辺縁に相当する歯肉頬移行部に義歯性線維腫が認められた症例

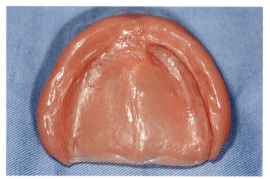

図⓰　リップサポートだけでなく、唇側床縁部も利用して義歯の安定が得られるように義歯床の唇側辺縁を厚くしたフラビーガム症例

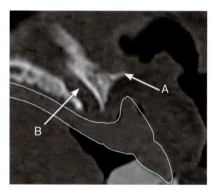

図⓱　顎堤条件の悪いフラビーガム症例（前鼻棘部での矢状面方向のCT断層画像）。義歯床を重ね合わせたCT画像からも、義歯床辺縁の直近に前鼻棘があることがわかる。A：前鼻棘、B：切歯管

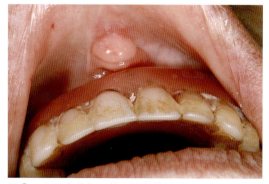

図⓲　上唇小帯部に義歯性線維腫が認められたフラビーガム症例

chapter 4
下顎精密印象のポイント

佐藤佑介　水口俊介

解剖学的ランドマークを見る

　無歯顎印象は、採得すべきマージンが明確に視認できないため、理解しにくい。無歯顎顎堤を見るための目印が、粘膜下の筋の付着、骨の高まり、唾液腺などの解剖学的ランドマークである。顎堤吸収した下顎においては、印象採得前に正しい解剖学的ランドマークの知識をもとに口腔内を視診、触診しておかないと、完成した模型を見ても印象が適切に採れているのかいないのかよくわからないといった事態に陥る。基本的知識ではあるが、実は意外に認識が不正確になっているかもしれない。

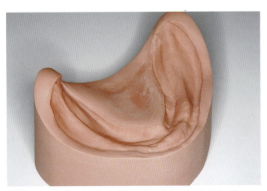

図❶　口腔内ではわかりにくい解剖学的ランドマークも模型だと見やすい。ただし、緊張の程度や挙動の大きさなど口腔内でしか得られない重要な情報も多いので、口腔内と模型の両方を活かして情報を整理する

　以下に、下顎の解剖学的ランドマークを示す。口腔内と見比べながら確認していく（**図1**）。

後方の解剖学的ランドマーク

　まず、後方の解剖学的ランドマークであるレトロモラーパッド、外斜線、顎舌骨筋線から見ていく。これらのランドマークは、いずれも義歯で覆い、かつ機能運動の邪魔をしないように適切に形態付与すべき部分である。後方の組織は直接目視しにくいので、知識をもとに口腔内の触診を行うことがとくに重要である（**図2、3**）。

レトロモラーパッド

　下顎顎堤頂の最後方部を形成する部分である。粘膜下には腺組織があるため、触診すると後方にいくほど軟らかい。下顎義歯の吸着を得るためには、レトロモラーパッドの軟らかい部分、すなわち1/2～2/3（p. 37：**図16**参照）程度を覆う必要がある。さらに、顎堤が吸収してもレトロモラーパッドはあまり変化しないことから、人工歯排列の際にも重要な手がかりになるので、位置と形態を正確に把握しなければならない。模型上で判断しにくい場合もあるので、口腔内で触診してどこまでが硬い顎堤でどこからが軟らかいレトロモラーパッドなのかを確認しておく。

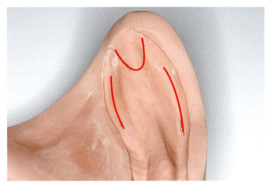

図❷　後方のランドマーク。舌側にある骨の隆起が顎舌骨筋線。頰側にある骨の隆起が外斜線。顎堤の後縁にある三角形の隆起がレトロモラーパッド

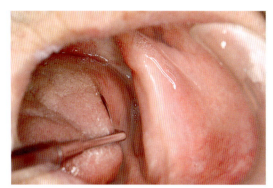

図❸　口腔内を視診および触診する。舌側はミラーで舌を圧排しないと視診できない。レトロモラーパッドはどこからが軟らかい腺組織部なのか触診しておく

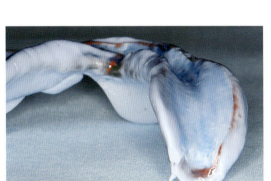

図❹　顎舌骨筋の緊張が印記された様子。舌側後方の形態は外開きの外形となる

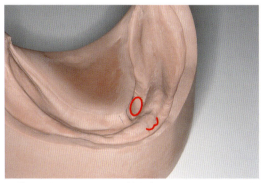

図❺　唇側にはオトガイ筋起始、舌側には舌下腺部がある。舌側の舌下腺部は、下顎全部床義歯の吸着を得るためには最も重要な部位である

外斜線

　頰筋の付着部位であり、触診すると粘膜下の骨の稜線として感知できる。この外斜線と顎堤頂の間の、平坦な骨に裏打ちされた部分が頰棚である。頰棚は義歯の咬合力を負担できるので、この部位の義歯床は可及的に拡大したい。外斜線に付着する頰筋の走行は前後的であるため、筋肉が緊張しても義歯の維持安定に影響を与えにくい。そうはいっても、いたずらに外斜線を超えて拡大すると、開口時に義歯は離脱する。実際にどの程度義歯を延長できるのかは症例によって異なるため、筋形成で探っていくことになる。

顎舌骨筋線

　顎堤の舌側にある骨の隆起で顎舌骨筋が付着している。舌が邪魔で目視しにくいのでミラーで舌を圧排して観察する。外斜線と同様に触診で探るのも重要である。レストのない全部床義歯においては、この骨の隆起よりも上方に義歯床縁を設定すると、義歯が沈下した際に強く当たって疼痛の原因になるので、必ず義歯床で覆い内面をリリーフする。さらに、嚥下時に顎舌骨筋は緊張し、せり上がってくるので、義歯にはその緊張を邪魔しない形態の付与が求められる（図4）。

前方の解剖学的ランドマーク

　次に前方の解剖学的ランドマークを示す。前方唇側には下唇小帯とオトガイ筋起始、舌側には舌小帯と舌下腺部が存在する。とくに下顎義歯の吸着を得るためには、義歯が舌下腺部に接触している必要があるため、最も重

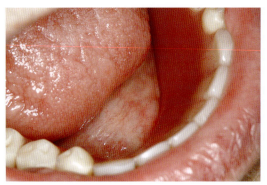

図❻ 開口時にも舌下腺部に義歯がしっかり接触している。舌下腺部が軟らかい症例では、少し加圧して印象を採っておくことで、口腔内の状況が変化しても吸着を維持することができる

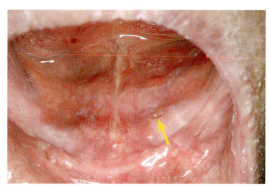

図❼ 舌下腺部がそれほど軟らかくない症例で、吸着を得ようと無理に加圧しようとしたために、潰瘍を形成している。加圧したときの反発と運動時の上下動の程度をあらかじめチェックしておく

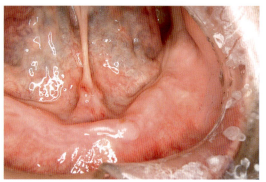

図❽ 舌小帯。筋形成時にこのように大きく動かす必要はないが、小帯の幅や緊張の強さを確認しておく。この症例は舌小帯の付け根が幅広く、避け方に注意が必要になりそうである

要な部位である（図5）。

舌下腺部

　前歯部顎堤の舌側口腔底に触知できる軟らかい部分である。粘膜下に舌下腺があるため弾性に富むが、その程度は個人差が大きいため、触診で確認しておく。指で押して反発なく沈んでいくようなフニャフニャとした症例では、少し加圧して印象を採ることで、義歯の維持を確実なものにできる。反発が強いときには、加圧すると反発するので、逆に維持は弱くなり、さらに疼痛の原因になってしまう。

　舌下腺部後方には舌下ヒダが見られることもある。この舌下ヒダが発達していると、義歯の吸着を得やすくなるので併せて確認する。この部位の口腔底は開口時の動きが大きいので、安静時、開口時の挙動に注意する（図6、7）。

舌小帯

　舌運動の際に動くため、避けないと疼痛の原因になるが、筋形成時に大きく舌を突出させると舌下腺部の封鎖が失われ、維持が弱くなる。安静時と舌運動時の緊張の程度、高さ、幅をよく確認しておく（図8）。

オトガイ筋起始・下唇小帯

　下顎前歯部唇側の粘膜下にはオトガイ筋の筋束が走っている。オトガイ筋はオトガイ部の皮膚に停止し、口唇を運動させると緊張する。オトガイ筋起始は義歯で覆ったうえで適度な機能運動を記録しておかないと、口唇運動時に当たって義歯が離脱してしまう。顎堤吸収が進行すると、吸収の程度の少ないオト

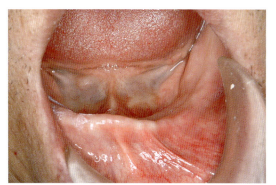

図❾ 唇側正中に下唇小帯、両脇にオトガイ筋起始がある。通常の機能時にはそれほど強く緊張しないことが多い

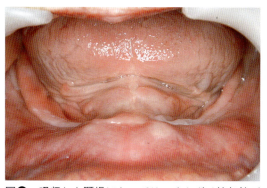

図❿ 吸収した顎堤においては、オトガイ筋起始が左右対称の隆起として見られる。口唇を引っ張ると、粘膜下にオトガイ筋の走行が見える

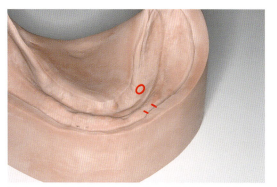

図⓫ 前顎舌骨筋窩と頰小帯。下顎義歯の形態は、前顎舌骨筋窩部でS字状カーブの方向が変わるのが特徴である

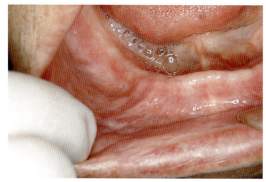

図⓬ 頰小帯はトレーで押し潰してしまって気づかないことがある。手指で引っ張るとはっきり現れるので印象前に存在を確認しておく

ガイ筋起始が正中を挟んで左右の顎堤の高まりとしてみられることがある。正中には下唇小帯が存在することもあるが、上唇小帯と違い強く緊張していることは少ない（図9、10）。

前方と後方の中間に位置する解剖学的ランドマーク

最後は、前方と後方の中間に位置する、解剖学的ランドマークである。頰側には頰小帯、舌側には前顎舌骨筋窩が存在する（図11、12）。

頰小帯

小臼歯部頰側に見られる小帯で、位置、数、緊張の強さには個人差が大きい。また、左右で非対称なこともある。頰小帯の緊張が強い場合には、開口時に義歯を離脱させる強い力になるので、必ず避ける。明瞭でない場合には、口腔内外から頰粘膜をつまんで引くと、小帯の走行がはっきり目視できる。また、この犬歯から小臼歯にかけての部位は、開口時に頰側の筋束が義歯を外す方向に働くので、頰小帯が発達していなくても、義歯が大きくならないように注意が必要である。

前顎舌骨筋窩

小臼歯部舌側の口腔底のくぼみで、前方が舌下腺部（義歯を常に接触させたいところ）、後方が顎舌骨筋影響部（義歯が筋機能時の緊張を避けるところ）である。この前後の解剖学的特徴の違いから、義歯外形舌側がいわゆるS字状カーブを描いたときの変曲点となる。また、嚥下時に口腔底が大きく動く部位でもある（図13）。

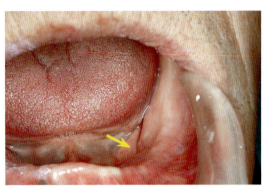

図⓭　前顎舌骨筋窩。これより前方は軟らかい舌下腺部、後方は嚥下時に緊張する顎舌骨筋線部である

機能運動時の義歯の動きを最小に → 「離脱力＜吸着」のバランス

○運動時に**離脱力**がかかる部分

- ・頰側
- ・オトガイ部　　開口時に緊張する部分を避ける
- ・頰小帯部

- ・後顎舌骨筋部　顎舌骨筋線を超えたうえで、嚥下時の緊張を避ける
- ・舌小帯部　　　舌運動時の緊張を避ける

○**吸着**に必要な部分

- ・舌下腺部　　　開口時にも閉口時にも辺縁封鎖を確保する

○咬合圧を負担させたい部分

- ・頰棚　　　　　離脱力がかからない範囲で拡大する

図⓮　下顎義歯形態の考え方。下顎義歯は舌や軟組織の挙動のために、常に離脱力がかからず吸着が確保されている、というわけにはいかない。どの状態でも、離脱力よりも吸着が強くなる確率が高くなるようにバランスを考える

解剖学的ランドマークから義歯の外形を決定する

　下顎義歯においては、義歯の離脱を恐れて可動粘膜を全部避けるとひも状義歯になってしまう。ひも状義歯は辺縁封鎖が得られないため安定せず、また支持域が小さいため咬合圧を負担しきれず疼痛を解消できない。義歯の安定を得るためには、義歯を離脱させる力を小さく、吸着させる力を大きくするように義歯の形態を設定すればよい。

　ここまで見てきた解剖学的ランドマークは、それぞれ義歯の離脱または吸着にかかわる部位であり、その特徴を整理すれば、義歯の外形は自然と決定される。解剖学的ランドマークは、小帯以外はほぼ左右対称に存在しているので、口腔内にイレギュラーな瘢痕や吸収などがなければ義歯の外形も基本的に左右対称になる。離脱と吸着に関係する部位を整理すると**図14**のようになる。

　離脱に関する部位の緊張を避け、吸着の源である舌下腺部をしっかりと確保し、そのうえで咬合力を負担するために頰棚を広くとる。離脱にかかわる部位のなかでも、頰側、オトガイ部、後顎舌骨筋部は、覆ったうえで機能運動時の緊張を避ける部位、小帯部は単純に避ける部位である。また、辺縁封鎖のためには、レトロモラーパッドを半分以上しっかりと覆う。これらの条件を同時に成立させようとすると、典型的な下顎義歯の形態になる。義歯の形態は周囲軟組織、口腔筋との機能的な協調によって決定されるので、大きさやカーブの曲率は異なっても、相似した外形となる（図

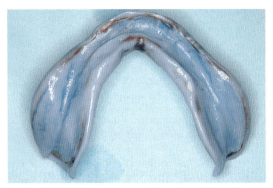

図⑮ 解剖学的ランドマークと口腔の機能をもとに決定した義歯形態

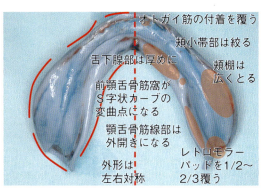

図⑯ 下顎全部床義歯の形態

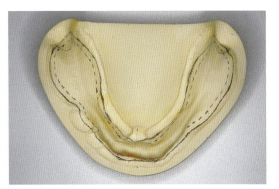

図⑰ 解剖学的ランドマークをもとに、義歯の形態をイメージしながら研究用模型に外形線を記入する。スムーズに連続しているか、左右対称かを意識する。続いて、2、3mm内側に個人トレーの外形線を記入する

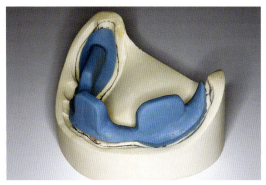

図⑱ 完成した個人トレー。完成義歯のイメージをそのままに一回り小さく仕上げる。柄とフィンガーレストが筋形成の邪魔にならないように、位置に注意する

15、16)。

決定した義歯外形から個人トレーを製作する

解剖学的ランドマークを意識しながら、研究用模型に義歯の外形線を描く。口腔内を視診、触診したときのことを思い出して、軟組織の緊張の強さや運動時の挙動を外形に反映させるようにする。概形印象にどれだけ多くの情報を取り込んでも、実際に診査した歯科医師の得た情報量には及ばない。個人トレーは外注せずに歯科医師自身が製作することを強く推奨したい。

頬側の外形は、①レトロモラーパッドを半分以上覆い、②外斜線を目安に頬側を拡大し、③小臼歯部で絞り頬小帯は避けて、④オトガイ筋起始を覆うように、スムーズなラインで描く。

舌側の外形は、①顎舌骨筋線を超えて、②前顎舌骨筋窩が変曲点になるように、スムーズなS字状カーブを描く。小帯部以外は、左右対称になるように意識する。義歯の外形線が描けたら、そこから2、3mm内側に個人トレーの外形線を描く（図17）。

個人トレーは、最終的な義歯を一回り小さくした形態となる。粘膜面から見たときに、義歯の形態の特徴が反映されていることが重要である。また、機能運動の邪魔にならないように、柄とフィンガーレストをつける。高さはレトロモラーパッドの半分くらい、頬舌的な位置は大体中央とする。頬舌側どちらかに偏ると、機能運動の妨げになるので注意が必要である（図18）。

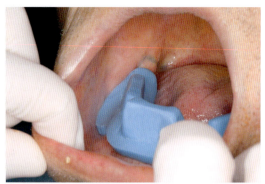
図⓳　頬粘膜を注意深く引っ張り、トレーが粘膜を変形させていないかをチェックする。この個人トレーは長すぎる

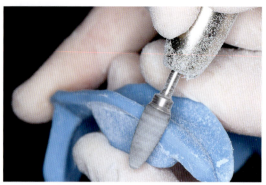
図⓴　口腔内で個人トレーの大きさを確認し、調整する。頬側は小帯を押し潰していないかもよく確認する

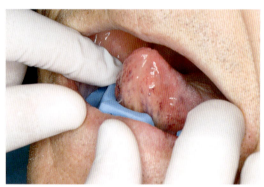
図㉑　個人トレーを試適し、軽く舌を動かすよう指示する。口腔底からの反発を触知する

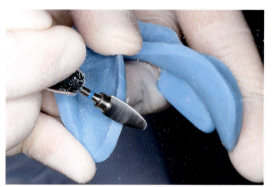
図㉒　舌の軽い突出で強い反発を受けるようなら、トレーの舌側遠心縁が長すぎる

個人トレーの調整

　義歯の形態をイメージしながら製作した個人トレーを口腔内に挿入し、必ず最初に適合と大きさを確認する。概形印象時に不適切な圧力をかけて粘膜を変形させてしまっている場合には、口腔内に置いたトレーに反発力が感じられたり、前後にがたついたりすることがある。また、個人トレーが大きすぎると、軽度の開口をさせたときに反発が感じられる。

　レトロモラーパッド部分に少量のコンパウンドを盛って圧接することで、前歯部と左右パッド部の3点の接触により安定が向上することがある。しかし、トレーの適合が悪いと精密な印象採得は困難なので、適切な既製トレーを用いて、粘膜を大きく変形させないように概形印象を採得することが非常に重要である。個人トレーの大きさについては、頬側は可動粘膜を直接目視し、舌側は直視できなければミラーを入れて確認する。全体的に、完成義歯より一回り小さい相似形になっていれば、軽度の開口でトレーが浮き上がることはないはずである。

　必要に応じて個人トレーをチェアーサイドで調整する（図19〜22）。大きい個人トレーにコンパウンドを盛ってさらに粘膜を変形させてしまうと、義歯の安定は得られない。それくらいなら、小さめの既製トレーにアルジネートで印象採得したほうが、吸着は得られないにしても失敗の少ない義歯が製作できる。

　印象採得にはいくつかのチェックポイントがあるが、とくに重要なのは、この筋形成前の個人トレー調整と、もうひとつはコンパウンドの均一な軟化である。

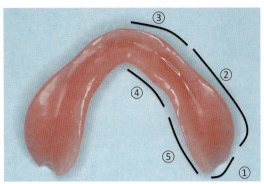

図㉓ 下顎筋形成の順番。筋形成を行ったことで、個人トレーの安定が悪くなるようなら、そのブロックについてはすぐにやり直す

筋形成

　まずは大まかに下顎義歯形態のイメージをもつ（図15、16）。個人トレーを製作する際にしっかりとイメージができていれば、ほぼ相似形で、一回り大きくするだけでよいはずである。筋形成は、事前にイメージしたラインまで義歯床を拡大して、無理がないか、吸着が得られるかを確認する作業だと考える。予想外の新しい形態を見出す作業ではない。

　下顎の筋形成のゴールは、まずは安静時に適度に吸着することと、開口時の義歯の変位を最小にすることを目標とする。外すときに音がするような上顎ほどの吸着は、必ずしも目標としない。義歯を離脱させる力と吸着させる力のバランスを考えて、頰側、オトガイ部、顎舌骨筋線部、舌下腺部の筋形成を行う。

　下顎筋形成は、頰側は後方から、舌側は前方から行うと、コンパウンドの目視もしやすく離脱力と吸着の確認も行いやすい。また、得られた舌下腺部の深さのまま後方に延長していけば、義歯は適切な長さとなる（図23）。機能によって、レトロモラーパッド、頰側、オトガイ部、舌下腺部、顎舌骨筋線部の5ヵ所に分けて筋形成を行う。ステップは細かく分けすぎないほうが失敗しにくい。

　コンパウンドを使用するメリットのひとつは、失敗したら部分的に容易にやり直せることである。あるブロックの筋形成をした結果、トレーの安定が悪くなるようであれば、躊躇せずにやり直す。再度炎で軟化してもよいが、コンパウンドの一部が焦げてフローが悪くなっているようなら、そのブロックのコンパウンドを除去して新規に盛りつけたほうがよい。

各ステップに共通の操作

　軟化したコンパウンドが口角や舌に触れないように、注意深くトレーを定位置に収め、押しつけすぎないようにフィンガーレストと下顎骨体を親指と人差し指で把持して、安静状態でトレーを安定させる（図24）。機能運動よりも大事なのが、この安静時におけるトレーの安定である。片手の手指を使って外側からマッサージを行う際にも、もう片方の手の指をうまく使って柄とフィンガーレスト、下顎骨を把持する（図25）。

レトロモラーパッド

　最初にこの部位の筋形成を行うのは、左右のレトロモラーパッドをしっかりと押さえることでトレーが安定するためである（図26）。レトロモラーパッドは1/2～2/3を覆う。この部位の設定を誤ると、後に続く頰側の筋形成

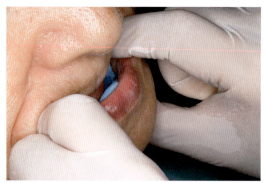

図㉔ フィンガーレストと下顎骨を挟むようにしてトレーを保持する。強く押しつけてはいけない

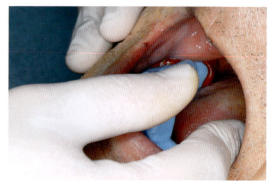

図㉕ 片手で個人トレーを保持するときは、柄とフィンガーレストを使って動かないようにする

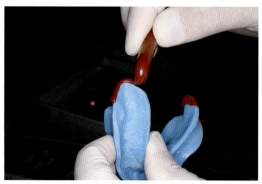

図㉖ レトロモラーパッド部の筋形成を最初に行うことで、個人トレーが口腔内で安定する。コンパウンドの軟らかさに注意

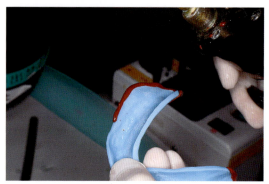

図㉗ 頬側の筋形成。粘膜面側からコンパウンドに炎を当てる。表面がトロッとする感じに溶けたらさっと温湯にくぐらせて口腔内に挿入する

全部が大きくなりやすいので、スタディモデルと口腔内をよく見て確認しておく。トレーを圧接したら、開口させる。可動性に富むレトロモラーパッドの動きを反映させることと、症例によっては外側に小さな小帯が存在することがあるので、その確認のために開口運動を行わせる。

頬側

咬合力を負担する頬棚部で可及的に拡大し、小臼歯部の開口時の緊張を避けて少し絞ると、6番あたりが広がった特徴的な形態となる。しかし、これを強調しすぎると、頬粘膜の反発を受けて義歯が動揺したり、小臼歯部の舌房が狭くなったりという問題が発生するので、やりすぎないように気をつける。あくまでも、開口したときの義歯の離脱力にならない範囲での拡大にとどめる。

頬側には頬筋の付着があるが、筋肉の走行が義歯離脱の方向に働かないので、基本的にはたっぷり拡大することができる。具体的にどこまで延長できるかを確認する作業が、筋形成である（図27）。

コンパウンドを十分に軟化し、開口を指示する。患者がうまく行えない場合には、頬の外から上下方向にマッサージを行う（図28）。この場合、コンパウンドを外から潰してしまわないようにすることと、片手が外れることでトレーが動揺しないように気をつける。

コンパウンドが硬化したら、確認のために頬の外側から触ってみる。下顎骨に沿って下から撫で上げていき、コンパウンドが頬側に飛び出しているようであれば拡大しすぎである。

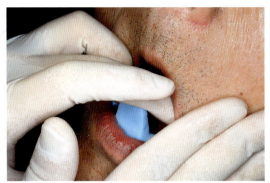

図❷⓼ 頬粘膜を介してコンパウンドを押し潰してしまわないように気をつけながら、上下方向にマッサージする

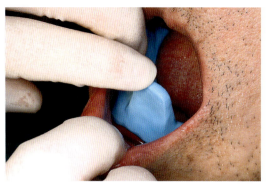

図❷⓽ 片手でトレーを安定させながら、口唇を斜めに軽く引っ張る。短くなりすぎないように、軽い力を心がける

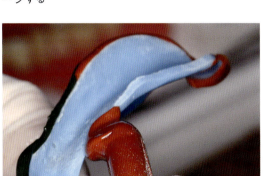

図❸⓪ トレーと口腔底の距離をよくみておき、適切な量のコンパウンドを盛りつける

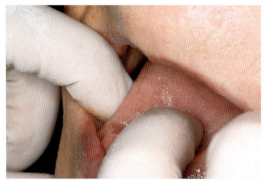

図❸① 舌を介してコンパウンドが口腔底に圧接されるように、舌背を軽くタッピングする

オトガイ部

開口時のオトガイ筋の緊張を完全に避けようと、唇側のフレンジを短くしすぎると、下顎前歯の排列に不利な影響を与える。下顎前歯が内側に入りすぎれば、臼歯部のアーチも狭くなり、舌房を侵害してしまう。アーチを広げようと無理に前歯を傾斜させると、開口時に下唇からの力をダイレクトに受けてしまい、義歯が浮き上がる原因となる。

筋形成には基本的に開口と口唇突出を指示するが、下唇をそっと斜めに引いて口腔前庭部を目視し、短くなりすぎていないかを確認する（図29）。

舌下腺部

下顎義歯の辺縁封鎖の最も重要な部分である。安静時と開口時で変位が大きいので、どちらの場合でも同じように義歯床を接触させておくことはできない。基本的には、安静時の口腔底に接触させるように筋形成する（図6）。

十分コンパウンドを軟化して圧接し、安静位の舌を上から軽く叩く（図30、31）。舌下腺部の粘膜が軟らかい症例では、少し加圧して印象採得することで、口腔底の位置が変わっても辺縁封鎖を維持する確率を高められる。

いったん安静位で筋形成してから、厚みが出るようにフローのよいグリーンのコンパウンドを少量追加して再度圧接する（図32）。この部の口腔底が硬い症例に行うと、逆に反発力になったり装着後に潰瘍を形成したりするので、印象前によく確認しておく。

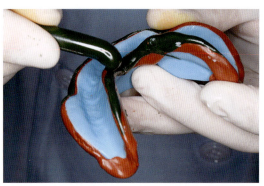

図㉜　舌下腺部を厚く採れれば義歯の安定は増す。しかし、口腔底の反発を無視して延長すれば逆効果になるので、よく軟化したフローのよいグリーンのコンパウンドを用いる

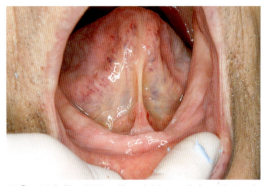

図㉝　舌小帯の緊張の強い症例では確実に避ける必要があるが、舌を大きく動かすと口腔底も上がってきてしまう

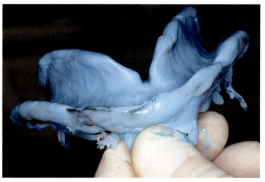

図㉞　舌小帯の筋形成だけを分けて行うことで、舌下腺部を短くすることなく舌小帯部のみ切れ込みのように避けることができる

　舌小帯の緊張を反映するためには、小帯部だけを炎で軟化して舌を挙上させる。舌下腺部筋形成と同時に行うと全体が短くなってしまう（**図33、34**）。

顎舌骨筋線部

　失敗しない義歯を目指すのであれば、この部分には積極的に辺縁封鎖を求めるのではなく、機能の邪魔をしない形態を付与するように心がける。
　舌側フレンジの長さは、舌下腺部と同じ深さで後方に延長すれば自然に顎舌骨筋線を数mm超えるので、その程度に設定する。前顎舌骨筋窩を変曲点としたS字カーブをイメージして、あらかじめコンパウンドを成形しておく（**図35、36**）。コンパウンドの内面のみを軟化して、素早く微温湯に潜らせて口腔内に圧接する。空口嚥下か舌の突出を指示することで、顎舌骨筋の緊張を反映することができる。舌下腺部コンパウンドとの境目がスムーズに移行していないようであれば、あらためて前顎舌骨筋窩部だけを軟化して口腔内に圧接し、舌の左右運動を行わせる。

ウォッシュ印象

　筋形成がひととおり終わったら、個人トレーチェック時と同様に、左右の対称性と曲線のスムーズさを確認する。おかしなところがあれば、その部分の筋形成をやり直す。コンパウンドは、そういった修正が容易に行える。

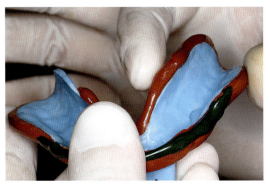

図❸ 前顎舌骨筋窩がＳ字カーブの変曲点にあたることをイメージしながら、形態を付与し軟化圧接する

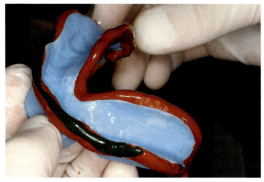

図❸ 義歯の形態のイメージどおりに筋形成がされているか、見る角度を変えてチェックする

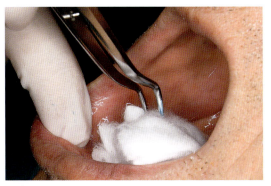

図❸ シリコーン印象材は、水分があると弾かれてしまう。ウォッシュ印象前に口腔内の唾液を拭き取る

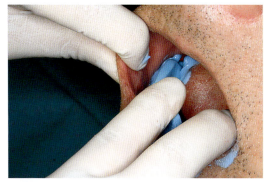

図❸ 頬側には印象材が溜まり大きくなりやすい。トレーをしっかり保持しつつ開口を指示し、余剰な印象材を排除する。とくに頬小帯の緊張を潰してしまわないように気をつける

問題がなければ、仕上げのウォッシュ印象を行う。

ウォッシュ印象には流れのよいシリコーン印象材を用いる。定位置に圧接してから機能運動を行わせるので、硬化がシャープでないもののほうが操作しやすい。コストの問題でシリコーンが使用できないときには、アルジネートでウォッシュすることもできるが、混水比や口腔内操作時間に注意を要する。また、アルジネートだと石膏注入時のボクシングができないため、採得した印象辺縁の形態を作業模型に反映させることが困難になる。

ウォッシュ前に、口腔内の唾液をガーゼで拭き取る（図37）。手早く印象材をトレーに盛って口腔内に挿入し、ゆっくりと圧接する。印象材の量が多すぎると印象が大きくなってしまうので注意する。スペーサーのない個人トレーを使用するので、印象材はトレーに一層均一に盛りつければ十分である。内面だけでなく、トレー辺縁を乗り越えて外側まで盛りつけておく。

顎堤に圧接したトレーは押しつけないように、フィンガーレストと下顎骨を挟んで把持する。印象材が口腔前庭部に溜まって印象が大きくなりやすいので、開口を指示して余剰な印象材をまず排除する（図38）。とくに小帯部は、せっかくコンパウンドで印記したものが印象材で潰されやすいので注意する。その後、口唇突出、嚥下、舌突出を行わせてから硬化までトレーを保持する。

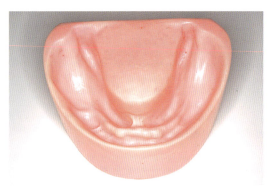
図㊴　シリコーン製の粘膜模型。個人トレー製作用の石膏模型とセットになっている。解剖学的ランドマークがわかりやすく付与されている

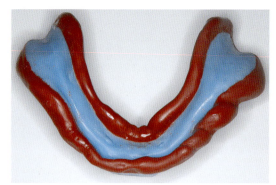
図㊵　コンパウンドの軟化圧接のコツをつかめるようになると、丸みを帯びてスムーズに連続した形態を得られるようになる

コンパウンド操作の練習

　個人トレーにコンパウンドを用いた辺縁形成は、労力のわりに報われない、と避けられているのが現状かもしれない。確かに、アポイントを長時間とって手順どおりに辺縁形成したにもかかわらず、結果的に完成義歯が安定せず、時間をかけて削っていくのでは報われない。

　では、なぜコンパウンドは長時間を必要とするのか、なぜ周囲軟組織と調和した形態にならないのか、と考えると、その理由は操作性のためではないだろうか。熱しすぎればすぐに焦げてしまうし、かといって温度を下げてから口腔内に入れると軟組織の挙動を反映することなく硬化している。これでは、せっかくの外形線も個人トレーも台なしである。コンパウンドは、基本的な操作方法に習熟すれば非常に便利な材料なので、まずはその扱いに十分に慣れることが大切である。

　口腔内で機能運動を行わせる際に、肝心のコンパウンドが粘膜よりもあきらかに硬いようでは、運動の結果は印象に反映されない。実際に口腔内に入ったときのコンパウンドの硬さは、標準混水比のアルジネート程度が望ましい。トーチでコンパウンドの表面がトロっと溶けるまで均一に炎を当て、微温湯にさっと潜らせて素早く口腔内に挿入する。軟化が不十分だったり不均一だったりすると、しわがあったり、イレギュラーな凹凸ができたりするが、この状態で微温湯に潜らせても表面温度は不均一なままで、粘膜の形態を反映してくれない。

　微温湯はコンパウンドを溶かすためでなく、炎で熱されたコンパウンドの表面温度を口腔内に入れられるように下げるために使用する。そのため、風呂の湯程度の温度を維持する。筋形成に熱中すると、つい湯温が低下したことに気づかないときがあるが、冷めて水になってしまっていると、コンパウンドは潜らせた途端に硬化してしまう。冷めにくいように大きいラバーボウルを使用し、時間がかかるようであれば、適宜温度をチェックする。

　こうしたコンパウンド操作の練習は、市販のシリコーン模型上で行える。垂れたりくっついたり焦げたりと扱いにくいコンパウンドが、練習することで思うようにコントロールできるようになる（図39、40）。均一かつ適度に軟化されたコンパウンドを口腔内に挿入できるようになるだけで、印象採得は必ず上達する。

column 2

コンパウンドを使うと大きな印象になる？

佐藤佑介

　コンパウンドを使うと大きな印象になる、という意見を聞くことがあるが、実際のところどうなのだろうか。コンパウンドは、硬さで粘膜を押しのけるための材料ではない。適切に軟化したコンパウンドは、ヘビーボディのシリコーンとさほど変わらない硬さである。同じイメージをもった術者が同じトレーで辺縁形成をしたら、材料によらず最終的にほぼ同じ形態になるはずである。ただし、コンパウンドが適切に軟化していないと粘膜の形状を反映してくれない。ガンタイプのシリコーンはチップから押し出されたときには常に同じ状態なので、これは大きな違いである。

　chapter 4 にも記述したが、コンパウンドを適切に軟化するトレーニングはある程度必要である。では、他の点はどうだろうか。

　コンパウンドは、追加削除が容易というメリットがあるが、シリコーンも技工用メスやカーバイドバーでトリミングしたり追加で盛り足したりできる。舌下腺部は安静状態で、舌小帯はしっかりよけて、顎舌骨筋部は嚥下運動を反映して、と分けるのには部分ごとに辺縁形成するコンパウンドが向いているようだ。しかし、シリコーンでもひととおり機能運動を行って硬化させてから、必要に応じてトリミングし、再度追加して辺縁形成をすれば同じことである。ただ、硬化待ちの時間が必要なので、シリコーンで修正を繰り返すと時間はかかる。

　コンパウンドの軟化にあまり神経をつかいたくないからシリコーンで辺縁形成する、シリコーンは高いし細かいトリミングが手間だからコンパウンドを使用する、というのであればそれはどちらも理にかなっていると思う。好みの材料を使用するのは、ストレスの少ない診療のために大切だ。しかし、「理想的な義歯形態を作るためにこの材料でなくてはいけないのだ！」というのは、目的論と方法論を混同してしまっていると言わざるを得ない。

　義歯形態を決めるのは、道具ではなく、術者である。キッチンが IH でもガスコンロでも上手なひとの料理はおいしいですよね。

chapter 5

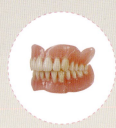

咬合採得の要点
――義歯のレイアウトを考える

岩城麻衣子　水口俊介

　咬合採得（顎間関係記録）とは、上顎に対する下顎の位置関係の記録であり、垂直成分である咬合高径と水平成分である下顎位の記録を採ることが必要となる。無歯顎患者の咬合採得では、上下顎の顎間関係を決めるだけでなく、歯の欠損により失われた周囲組織、とくに口唇の支持（リップサポート）も同時に決定しなくてはならない点が、有歯顎患者の咬合採得とは異なる。このステップでは、歯の喪失による顔貌変化の修復、人工歯を排列する位置・方向・大きさなどを決定することをはじめ、義歯床の維持、安定を図るための諸条件、すなわち義歯のレイアウトを総合的に検討することが含まれるのである。

　本項では、主に「咬合高径および咬合平面をどのように決めるか」について、臨床手順を紹介しながら解説する。下顎位の決定については chapter 6 にて詳しく解説することとする。

咬合採得における4つのエレメント

　全部床義歯の咬合採得で決定すべき事項を**表1**に示す。無歯顎患者では、歯の欠損とともに歯槽骨の吸収、筋肉の萎縮も起こる（**図1**）。そのため、咬合支持および顎位を失うだけでなく、口唇や口腔周囲筋、すなわち顔貌にも変化を生じる（**図2**）。

　適切な床外形と咬合高径を与えた全部床義歯では、咬合の回復だけではなく、顔貌の審美回復も可能である（**図3**）。このことは、患者の心理面にも影響を与える可能性があるので注意が必要である。

表❶　全部床義歯の咬合採得で決定すべき事項。全部床義歯の咬合採得は、ただ単に上下顎の顎間関係を記録するだけではない。このステップに歯の喪失による顔貌変化の修復、人工歯を排列する位置、方向、大きさなどを決定することをはじめ、周囲組織の機能をできるだけ損なわないように咬合堤を修正すること、さらに義歯床の維持、安定を図るための諸条件を総合的に検討することが含まれる

①前歯部豊隆（リップサポート）の決定
②仮想咬合平面の決定
③咬合高径（OVD）の決定
④下顎位（水平的顎間関係）の決定

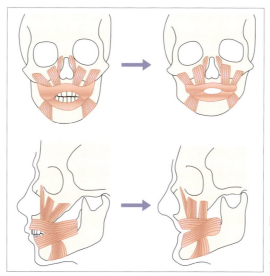

図❶ 無歯顎患者では、歯の欠損により頰筋・口輪筋の収縮が起こり、下顔面は落ち窪んだようになる

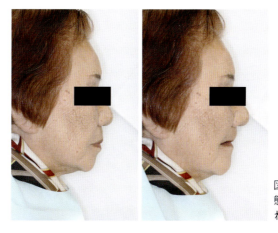

図❷ 左：義歯を入れた状態の顔貌。右：義歯を入れていない状態の顔貌

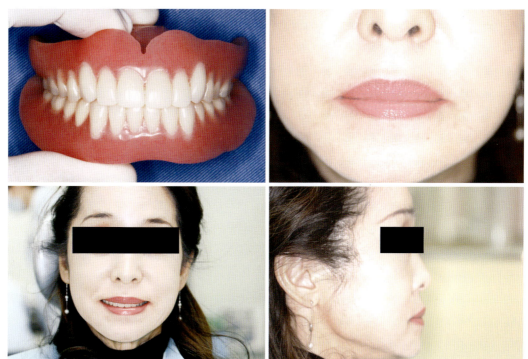

図❸ 適切な咬合高径とリップサポートを与えた義歯により、美しい口元の回復が可能である

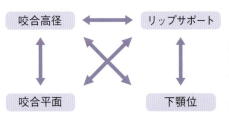

図❹ 全部床義歯の咬合採得では、①咬合高径、②リップサポート、③咬合平面、④下顎位の4つが相互に関連し合う（参考文献[1]より引用改変）

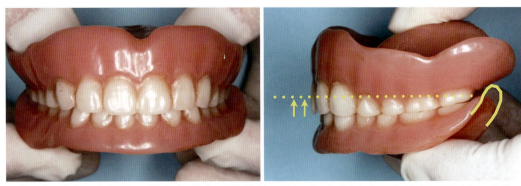

図❺ 咬合高径、咬合平面が低すぎる義歯。下顎後縁の印象が短すぎるため、咬合平面が低くなりすぎている。印象が正しく採れていれば、咬合平面の位置は高くなるはずである

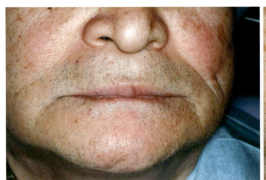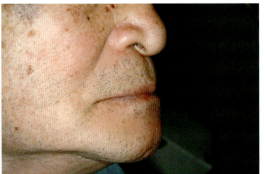

図❻ 低位咬合により、老人様顔貌を呈している

　全部床義歯の咬合採得では、①咬合高径、②リップサポート、③咬合平面、④下顎位の4つのエレメントが相互に関連し合い、また、これらが義歯のレイアウトを決める重要な要素となると理解していることが大切である（図4）。

旧義歯の診査

　まず、患者が使用中の義歯をよく診査してみるとよい。旧義歯の咬合高径や、旧義歯を装着した状態の患者の顔貌をよく観察することは、新義歯に適切な咬合高径を与える手がかりとなる。

　たとえば、改善が必要な旧義歯の代表的なものとして、図5のように咬合高径が低すぎる義歯をよく見る。このような義歯では、下顎の印象自体が誤っており、後縁が短すぎて適切な咬合平面の設定ができていない場合が多い。また、低位咬合に伴って下顎が前方に偏位し、老人性顔貌を呈している（図6）。このような義歯を長期間使用していた場合、新義歯で適切な位置に顎位を戻す前に治療用義歯の使用が必要となることもある。前述した4つのエレメントを旧義歯にも当てはめて

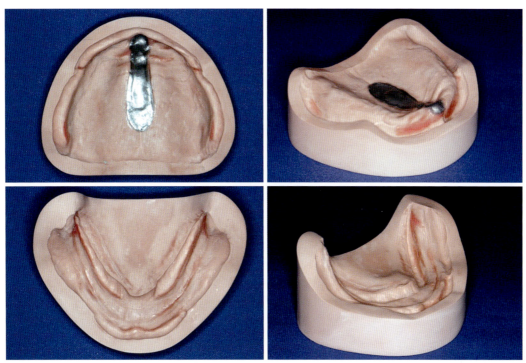

図❼　咬合床を製作するための作業模型には、咬合床の着脱方向や口腔内での触診により確認した粘膜の厚みや被圧縮性などを考慮して、適切にブロックアウトやリリーフが施される必要がある

みると、新義歯に向けての改善点や新義歯のレイアウトをイメージしやすくなる。

咬合床の製作

　全部床義歯の場合、残存歯で下顎位が決まるクラウンブリッジとは異なり、咬合採得には必ず咬合床が必要となる。咬合床は、咬合高径、下顎位および人工歯の排列位置の情報が記録されることになり、義歯のレイアウトを決めるうえで非常に重要な役割を担うことになる。そのうえ、これらの記録は軟らかい無歯顎顎堤粘膜の上で行うため、咬合床の維持安定が悪いと正確な咬合採得を行うことはできない。それには、まず粘膜に適合のよい咬合床を準備することが大切である。咬合床を製作するための作業模型には、咬合床の着脱方向や口腔内での触診により確認した粘膜の厚みや被圧縮性などを考慮して、適切にブロックアウトやリリーフが施されている必要がある（図7）。

　また、咬合床は咬合圧に耐え得るだけの強さをもち、変形しない材料でできていなければならないが、操作性も考慮し、基礎床には常温重合レジンや光重合レジンを用いる。このとき、基礎床を厚くしすぎるとデンチャースペースを狭めてしまい、患者が違和感を訴えることがあるため、レジンの厚みは必要な強度が確保できる程度にし、人工歯排列のスペースまで考慮しておくべきである。大切なのは、印象辺縁部までレジンが十分に圧接されていることである。

　図8は、標準的な寸法と概形が付与された咬合堤の例である。高さについては咬合平面から上下顎の顎堤頂までの距離が約10㎜、上下第1大臼歯遠心部の顎堤から咬合平面までの距離が6〜8㎜、また下顎咬合平面がその遠心で臼後隆起の約1/2を通過する。また、前歯部の豊隆は咬合堤唇側面を切歯乳頭中央

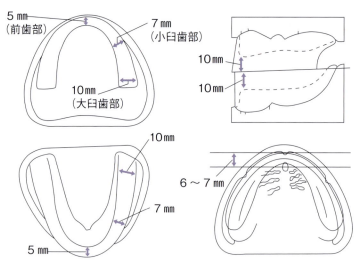

図❽　平均的な寸法を与えた咬合床
上顎：前歯部顎堤－咬合平面10mm、第１大臼歯遠心相当部６〜８mm
下顎：前歯部顎堤－咬合平面10mm、臼歯部は臼後隆起へ移行させる
前歯部豊隆：咬合堤唇側面を切歯乳頭中央より６〜７mm前方とする

より６〜７mm前方とする。

しかし、咬合堤の高さや豊隆は、顎堤の吸収の程度や顔貌に応じて異なる。咬合床は義歯のレイアウトを勘案するための大事なスタートラインとなるため、印象採得時に概形のイメージを捉えておくべきである。模型上で製作した咬合床に、義歯のレイアウトがイメージされた適切な寸法が与えられていれば、チェアーサイドでの修正は少なくてすむ（**図９**）。

咬合採得の臨床手順

咬合採得のポイントは以下の６つである。

１．咬合高径は、最初にゴール（目標値）を決めておく

初学者は、咬合採得に非常に時間がかかる場合が多いが、それは咬合高径のゴールを定めずに漠然と治療を始めてしまうからである。ある程度、目標値を決めておけば、あとはそれに向かって突き進むだけである。

咬合高径の決定方法には、①形態的方法と、②機能的（生理学的）方法がある（**表２**）。残念ながら、臨床において確実な咬合採得が行える決定的な方法は存在しないが、そもそも無歯顎患者の咬合高径はある一点に決定することができず、ある程度の幅をもった値である。ゴールは、その幅のなかに入る値に定めることができれば十分である。

一般的に、機能的方法を用いた場合、咬合高径は低くなる傾向にあり、形態的方法を用いた場合、高くなる傾向にあるといわれている。よって、臨床的には形態的方法と機能的方法を組み合わせて確認しながら咬合高径を決定するのがよいとされている。すなわち、形態的には審美性を考慮しながら顔貌と義歯の調和を図り、かつ発音などにより機能を確認しながら決定するということである。そのうえで、再現性が高く、わかりやすい方法を採用するならば、機能的方法がよいだろう。

しかし、最もわかりやすい方法は、使用中の義歯を参考にすることである。ここで、最初の旧義歯の診査が生きてくる。もし旧義歯の咬合高径が適切であれば、この顎堤間距離を参考にすればよいし、逆に不適切であると

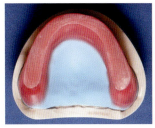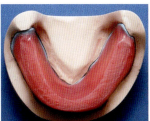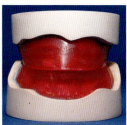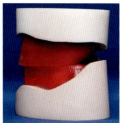

図❾ 平均的な高さと豊隆を与えた咬合床。平均的な寸法が与えられていれば、チェアーサイドでの修正は少なくてすむ

表❷ 咬合高径の決定法

形態的方法	機能的(生理学的)方法
・顔面計測	・下顎安静位法(Niswonger法)
・X線規格写真	・咬合力測定
・顎堤の対向関係や平行関係	・最小発音空隙
・顔貌	・嚥下法

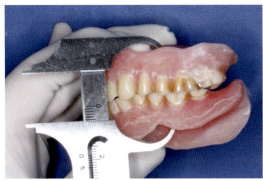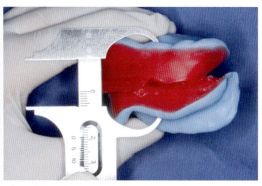

図❿ 咬合高径は、最初にゴールを決めておく。使用中の義歯を参考にする場合、上下の義歯を口腔外で咬ませて大臼歯部あたりの顎堤間距離を測る方法もある

判断できる場合には、それより高めに設定するのか、低めに設定するのかで判断基準の1つにしておけばよいだろう。その際、測り方は二通りある。1つは、上下の義歯を口腔外で咬ませて大臼歯部あたりの顎堤間距離を測る方法である（図10）。もう1つは、口腔内に義歯を入れた状態で患者に咬合してもらい、オトガイ－鼻下点間距離を計測する方法である。坪根式バイトゲージが利用しやすい（図11）。これで、ゴールとなる「目標の値」を最初に決めておくことができる。

2．上顎咬合床によるリップサポートの決定

最初に上顎の咬合床のみを入れて、上顎のリップサポートを決定する。顔貌を正面および側方から観察するだけでなく、患者の上唇を触診し、その緊張を評価する。また、咬合床は人工歯排列の基準となるため、咬合堤のアーチが左右対称であるかの確認も行う（図12）。

咬合採得の重要なポイントは、リップサポートの読み方である。咬合採得は、咬合床を用いてリップサポートを検討するところから始まるが、最終的には患者の骨格や筋肉、周囲軟組織の状態や患者の希望を考慮しながら総合的に決めなければならない。全部床義歯におけるリップサポートは、義歯の①咬合高

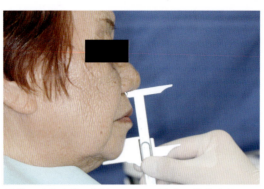

図⓫ 咬合高径の測定では、口腔内に義歯を入れた状態で患者に咬合してもらい、オトガイ-鼻下点間距離を計測する方法もある。ここでは坪根式バイトゲージを利用している

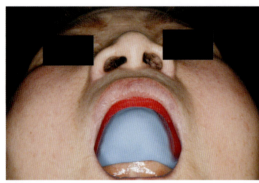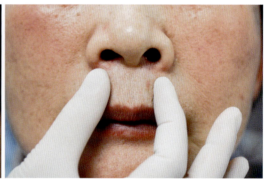

図⓬ 最初に上顎の咬合床のみを入れて、上顎のリップサポートを決定する。顔貌を観察するだけでなく、患者の上唇を触診し、その緊張を評価したり、咬合堤のアーチが左右対称であるかの確認も行う必要がある

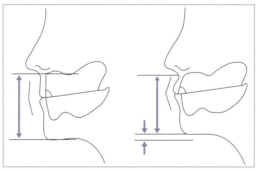

図⓭ 咬合高径とリップサポートの関係。咬合採得時には、とくに咬合高径とリップサポートには密接な関連があることをよく理解しておかなければならない。リップサポートを弱めにすると咬合高径は高めになり、逆に強くすると低い高径でも顔貌回復ができたように見える（参考文献[2]より引用改変）

径、②唇側フレンジの厚みや形態、③前歯の排列位置や歯軸の影響を受ける。よって咬合採得時には、とくに咬合高径とリップサポートには密接な関連があることをよく理解しておかなければならない（図13）。

義歯による顔貌回復を行う際、最初に上顎、または下顎の咬合床単独でのリップサポートを強めにすると、咬合高径の設定が低めにな

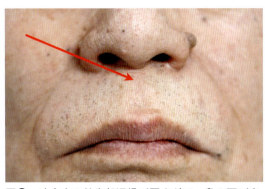
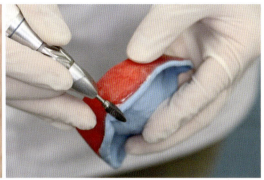

図⓮ 咬合床の前歯部辺縁が厚すぎて、鼻の下が出っ張っている。咬合床の唇側フレンジ形態や厚みそのものがリップサポートに影響を与えている場合、咬合床を削除して調整する。とくに上顎前歯部の顎堤が良好なケースでは、注意が必要である

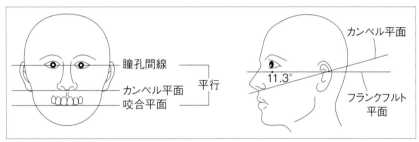

図⓯ 仮想咬合平面の決定に用いられる基準平面として、全部床義歯ではカンペル平面（鼻聴道平面）が利用されることが多い。カンペル平面は、瞳孔間線および左右の鼻聴道線からなる面である

り、弱めにすると咬合高径を高めに設定してしまうことがあるので注意が必要である。また、作業模型上で製作された咬合床の唇側フレンジ形態や厚みそのものがリップサポートに影響を与えていることもよくあるため、印象採得自体を見直すことも大切である（図14）。

3．仮想咬合平面の決定

補綴学的には、仮想咬合平面を決定する際、フランクフルト平面とカンペル平面が基準平面としてよく用いられるが、全部床義歯ではカンペル平面（鼻聴道平面）が利用されることが多い。カンペル平面は、瞳孔間線および左右の鼻聴道線からなる面である（図15）。鼻聴道線の定義については、鼻翼下縁と耳珠の上縁・中央・下縁のどこを結ぶのがよいかは諸説あるが、臨床的には耳珠上縁としておけばほぼよいであろう。そもそもカンペル平面と咬合平面は厳密に一致しているわけではなく、仮想咬合平面の基準となるだけであるので、最初に耳珠中央位としておき、下顎の咬合床を入れてからまた戻って調整してもよい。大切なのは、瞳孔間線と咬合平面、および左右の鼻聴道線同士がそれぞれ平行になるよう咬合床を調節しておくことである。

まず、前方の基準点となる上顎切歯切縁の位置を決める。軽く開口したときに蝋堤が上唇のラインと一致するようにしておき、人工歯排列はこの1mm下方に中切歯の切縁を設定する。しかし、性別、年齢、上唇の長さによって前歯の露出量は異なるため、一律に1mm露出するように設定すればよいというものでもない。

次に、咬合平面板を用いて、この仮想咬合

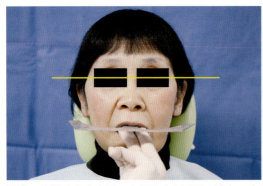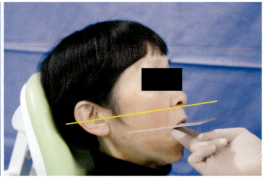

図⓰　上顎咬合床を用いた仮想咬合平面の設定。咬合平面板を用いて、この仮想咬合平面が、正面から見た際の瞳孔間線と平行になるよう、また左右側面から見た際の鼻翼下縁と耳珠上縁を結んだ線と平行になるよう調整する

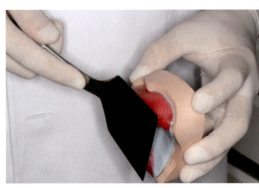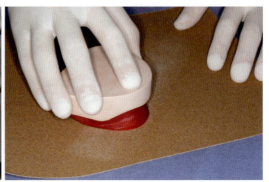

図⓱　上顎咬合床の調整。蠟堤を調整する際は、熱した石膏スパチュラやお好み焼きのヘラなどを用いて軟化すれば、簡単に平面を出すことができる。さらに、平らな面の上に置いたサンドペーパー上で、軽くこすることによって平滑に仕上げておく

平面が、正面から見た際の瞳孔間線と平行になるよう、また左右側面から見た際の鼻翼下縁と耳珠上縁を結んだ線と平行になるよう調整する（図16）。

蠟堤を調整する際は、熱した石膏スパチュラやお好み焼きのヘラなどを用いて軟化すれば、簡単に平面を出すことができる。さらに、平らな面の上に置いたサンドペーパー上で軽くこすって平滑に仕上げておくことが大切である（図17）。また、これらの操作は、咬合床の変形を避けるため、模型に戻して行う。

4．下顎咬合床による仮想咬合平面の決定

下顎の咬合床だけを入れて、軽く口を開けたときに、咬合堤の前歯部は下唇のラインと一致するようにしておく。また、臼歯部では後縁がレトロモラーパッドの1/3〜1/2の高さに一致する高さが適切である。その際、舌背や口角との位置関係もよく見ておく（図18）。高すぎるようであれば、小刀で削って調整しておく（図19）。

5．咬合高径の決定（下顎位の仮決定）

上顎、下顎それぞれの咬合床で仮想咬合平面が決まったところで、上下の咬合床を一緒に入れ、咬合高径と下顎位の確認を行う。前歯部の蠟堤は当たらないよう、下顎の前歯部は1〜2mm程度削合しておく（図20）。また、上顎の蠟堤の小臼歯部あたりに小刀でくさびをつけておき、分離材としてワセリンを薄く塗っておく（図21）。そして、下顎の臼歯部咬合堤を均一に軟化して咬ませてみる。このとき、蠟堤の左右は均等にし、上顎につけたくさびにワックスが咬み込むように少し盛り

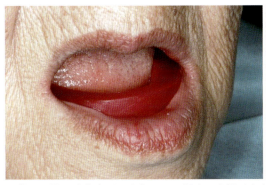 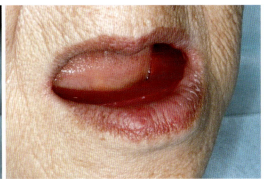

図⓲　下顎の咬合床だけを入れて、軽く口を開けたときに、咬合堤の前歯部は下唇のラインと一致するようにしておく。左：咬合平面が高すぎる。右：削って調整した状態

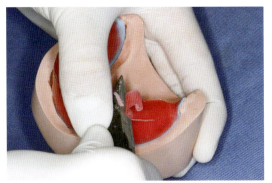 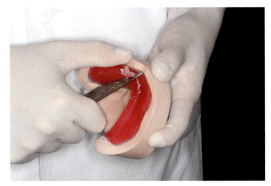

図⓳　下顎咬合床が高すぎるようであれば、小刀で削って調整しておく

図⓴　下顎の蠟堤を軟化して上顎の咬合床と咬ませる前に、前歯部の蠟堤が先に当たらないよう、下顎前歯部は1〜2mm削合しておく

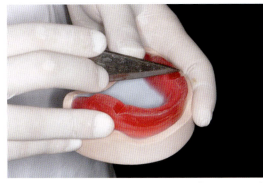 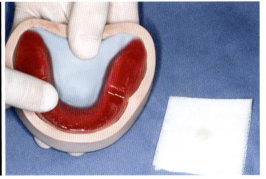

図㉑　上顎の蠟堤の小臼歯部あたりに小刀でくさびをつけておき、分離材としてワセリンを薄く塗布しておく

上げておく（図22）。

　この時点ではまだ咬合床が高いことが多く、臼歯部が先に当たって前歯部が開咬するようであれば、上顎と下顎の咬合床のバランスを見ながら咬合平面の調整に戻る。咬ませる際は、患者に自然に咬んでもらうのではなく、上顎の咬合床と下顎のオトガイ部に手を添えて、下顎を中心位に誘導しながら咬ませてみる（図23）。この動作は、次に下顎位の決定を行う際の準備となる。そして、この操作を繰り返して下顎の蠟堤を修正することにより、目標とする咬合高径に近づける。

6．咬合採得の確認と正中線の記入

　上下の咬合床を咬ませた状態で、リップサ

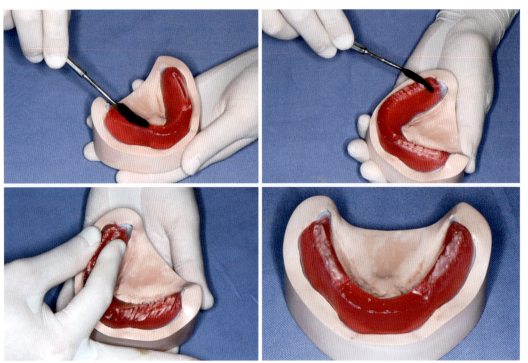

図㉒ 蠟堤は左右均等に軟化し、上顎につけたくさびに軟化したワックスが咬み込むように、少し盛り上げておく

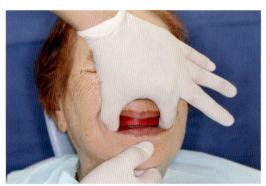

図㉓ 図21のように準備した上顎の咬合床と、図22のように左右を均等に軟化した下顎の咬合床を口腔内に装着し、下顎を中心位に誘導しながら上下の咬合床を咬ませる

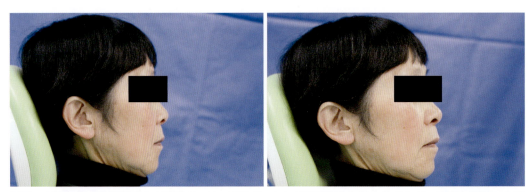

図㉔ 上下の咬合床を咬ませた状態で、リップサポートとの調和がとれているかなど、正面と側面から顔貌をよく確認する

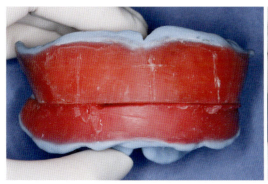
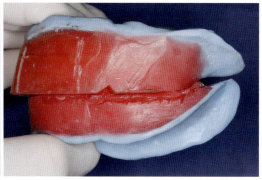

図㉕ 咬ませた咬合床は、口腔外に取り出して咬合平面の位置や、後縁で床が当たっていないかを確認する。後縁で当たっている場合、咬合床が変位して正しい位置で咬合していない可能性がある。少し咬合を上げたほうがよいであろう

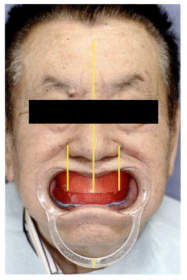

図㉖ 顔貌の正中や上唇小帯の位置を確認しながら、上顎の蠟堤に正中線および鼻翼側面から下ろした垂線を記入しておく

ポートとの調和がとれているかなど顔貌をよく確認する（図24）。また、口腔外に取り出して、咬合平面の位置や、上下の後縁で床が当たっていないかを確認する。後縁で当たっている場合、咬合床が変位して正しい位置で咬合していない可能性がある。少し咬合を上げたほうがよいであろう（図25）。

最後に、人工歯排列の基準となる正中線、および鼻翼側面から下ろした垂線をエバンスなどで記入しておく（図26）。

前述の2.～5.については、一つずつ完璧に仕上げてから進まなくてもよい。下顎の咬合床を入れてみて上顎咬合床の咬合平面やリップサポートの修正に戻ることもある。一つの項目にあまりこだわりすぎるのもまた、咬合採得に時間がかかることになるため、1.で述べたように、目標値の咬合高径に向かってまずは突き進んでみることが、臨床をスムーズに行うコツである。

【参考文献】
1) 水口俊介，飼馬祥頼：きちんと確実にできる全部床義歯の咬合採得．ヒョーロン・パブリッシャーズ，東京，2013．
2) 小林賢一：総義歯臨床の押さえどころ．医歯薬出版，東京，2001．

chapter 6

顎間関係記録
――ゴシックアーチで下顎運動がみえる

大久保 舞　水口俊介

chapter 5「咬合採得の要点」では、主にリップサポートと咬合高径について解説した。無歯顎補綴における咬合採得は、図1に示すように決定すべき項目が多数あり、そのうちリップサポートの決定、仮想咬合平面の決定、咬合高径の決定までをchapter 5で行ったこととなる。このステップのなかには、顔貌変化の修復、人工歯を排列する位置、方向、大きさなどの決定が含まれていた。本項では、顎間関係記録として最後のステップ、下顎位の決定方法についてみていくこととする。

さて、全部床義歯製作において歯科医師は自由に顎間関係を決定できるのだが、一体どこの1点が最も適切であるか、ということが大方の悩みの種であろう。

咬合高径（垂直的な顎位）は顔貌、下顎安静位、嚥下運動、発音、筋の緊張度などを参考にして総合的に決定される。たとえば、リップサポートを弱めるとき、審美性を維持しようとすると咬合高径は高くすることになるように、咬合高径の設定に際しては、複数の要素が互いに影響し合って決定されるのである（図2、3）。

下顎位は、純粋な蝶番運動内に収まっている範囲では、ある程度の垂直的顎位の幅（Zone）を許容するため、症例によって咬合高径を挙上することが可能となる。それに対して水平的顎位は、術者が下顎を適切な1点（Point）に誘導しなければならず、また、その下顎位を再現できなければならない。それが義歯の咬頭嵌合位となり、そこを発端に咬合様式を定めていくのである。

歯を失った無歯顎患者の下顎位は、顎関節によって定義される顆頭位か筋肉などの生理的要件によって定義される筋肉位で決定されるため、顎間関係記録には術者に再現性のある顆頭位、つまり中心位がポイントとなる。

全部床義歯の顎間関係記録は、中心位から始める

中心位の現在の定義は、「左右の顆頭がそれぞれ下顎窩内の前上方部において、関節結節の後方傾斜部と対向し、関節円盤の最も薄い部分と嵌合している上下顎の位置的関係」とされる（図4）。

全部床義歯の咬合採得で行うこと

- リップサポートの決定
- 仮想咬合平面の決定
- 咬合高径の決定
- 下顎位の決定 ｛垂直的顎位／水平的顎位｝

図❶　多くの無歯顎患者では、垂直的な顎位の決定後に、より詳細な顎位の診査のために水平的顎間関係の記録法を適用する必要がある

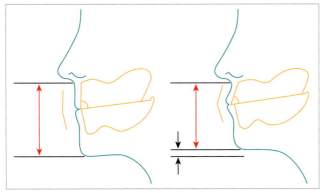

図❷ 咬合高径を低くする際、口元の審美性を維持するためには、リップサポートを強くすればよい（参考文献[1]より引用改変）

顎間関係記録

①垂直的顎間関係——咬合高径 ➡ Zone
②水平的顎間関係——下顎位 ➡ Point

図❸ 垂直的顎間関係はある程度の幅を許容するが、水平的顎間関係は1点で決定される

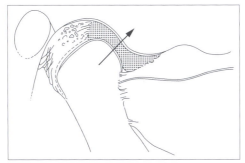

図❹ 中心位の定義（参考文献[2]より引用改変）

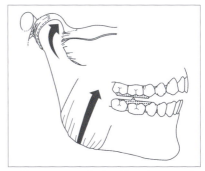

図❺ 上下の記録床は描記針のみで接し、下顎は水平的に筋肉の作用だけで動かすことができる（参考文献[2]より引用改変）

　1921年に登場した中心位という言葉の定義は変遷してきたが、そのコンセプトはずっと変わっていない。つまり、中心位は「下顎窩内において顆頭が整形外科的に適正な位置にあり、下顎が無理なく純粋な蝶番回転を行うことができるときの患者固有の下顎の基本位」ということである。全部床義歯製作における顎間関係記録は、この中心位を求めることから始まる。歯牙による支持を失った無歯顎患者において、この中心位は術者が唯一再現し得る下顎位であり、そこが義歯の咬頭嵌合位の基準となるわけである。

　一般的な咬合床による咬合採得では、蠟堤による面と面との接触のため、蠟堤の均等な軟化が難しく、床の移動や顎位の偏位が起こりやすい。また、習慣性咀嚼側寄りに顎位が偏位しやすく、蠟堤の形態によっては舌や頬を刺激し、神経筋機構を乱すこともある。とくに高齢無歯顎患者では、それまでの咬み癖などにより正しい水平的顎位がとれなくなっている場合も多い。そこで、より厳密に下顎位の診査・診断を行い、水平的顎間関係の記録を行う必要がある。

　本項では、下顎運動を視覚化するため、ゴシックアーチ描記法を用いてさまざまな症例における顎間関係の診断、決定をおっていくこととする。

　水平的顎位を記録する方法の1つとして用いられるゴシックアーチ描記法は、咬合床による咬合採得がなされた後、定められた咬合高径において下顎の前後、左右側方運動の描記図をもとに、下顎の水平的位置関係を視覚的に知ろうとするものである。この可視化こそが、ゴシックアーチ描記法の最大のメリットであるが、それと同時に咬合採得時に蠟堤の不均一な軟化により生じた顎位の微妙な歪みを補正することができる。

　図5に示したように、ゴシックアーチ描記

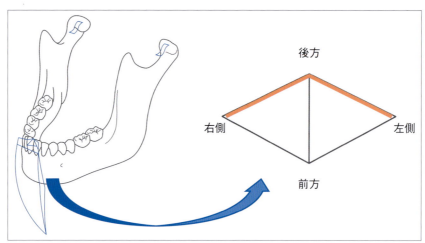

図❻ 切歯運動路の水平断を右図に示す。後方から左右側への運動路がゴシックアーチである（参考文献3)より引用改変）

法では、前上方へかかる力は、描記針のみで上下顎の描記装置間を伝達するため、床の移動や干渉による下顎の偏位を防ぐことができるのである。ただし、顎堤吸収の著しいケースやフラビーガムの症例、骨格的Ⅲ級症例では、記録床が動揺して石膏コアの硬化を待っている際に変位しやすく、正しく採得できないことがあるため、記録床の動揺を可及的に抑えるよう処しなければならない。また、描記針や描記板の設置位置を誤ると、舌房を侵害したり、運動時に重心が偏るなどして記録床を動揺させるため、注意が必要である。以上のようなケースで記録床の動揺が制御できない場合は、ゴシックアーチ描記を行うべきではない。

切歯点の運動範囲といえばPosseltの限界運動範囲の図が有名であるが、この運動範囲を水平面に投影したもののうち、後ろ半分を示したものが"ゴシックアーチ"である（図❻）。臨床では、下顎の前後、左右への限界運動により描記される軌跡（ゴシックアーチ）とその頂点（アペックス）および習慣性開閉口運動路での反復運動（タッピング運動）により得られるタッピングポイントを比較、評価し、下顎位が決定される。よってアペックスは中心位を示し、習慣性のタッピングポイントはこの運動範囲に収まることになるが、顎間関係記録においてはこのアペックスとタッピングポイントのずれこそが問題となるのである。ゴシックアーチ描記法の詳細な製作手順・使用方法は成書に委ねるとして、以下に挙げる各症例は描記針が上顎に、描記板が下顎に位置するゴシックアーチ・トレーサーを使用しているため、左側運動は右方、右側運動は左方の軌跡、前方運動は後方への軌跡として可視化されることに留意されたい（図❼）。

症例1：アペックスとタッピングポイントが一致

顎位に大きな問題はなく、中心位と義歯の咬頭嵌合位が一致するケースである（図❽）。左右の下顎運動の範囲の差や、前方運動がまっすぐでないことは、顎間関係記録の時点で問題になることはない。ゴシックアーチを用いて採得した顎間関係は、咬合採得が正しく遂行されていれば、咬合床で採得した顎位とのずれはほとんどない。

症例2：アペックスとタッピングポイントが一致しない

タッピングポイントが示す習慣性咀嚼位がアペックスの示す中心位からずれていても、

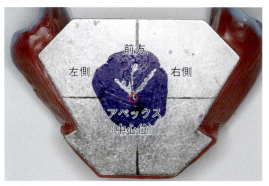
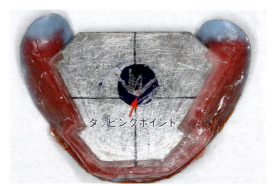

図❼ 図に示された描記板は、下顎の記録床上に設置されており、左側方運動は患者の右方、右側方運動は左方の軌跡、前方運動は後方への軌跡となる

図❽ アペックスとタッピングポイントが一致した症例。赤色の点がタッピングポイントである

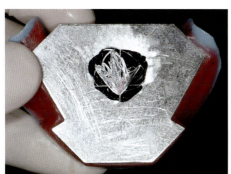
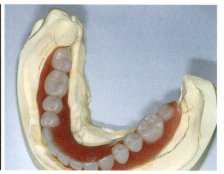

図❾ タッピングポイントが中心位に収束しなかった症例。タッピングポイントは縦にばらついた。旧義歯の維持安定が不十分だと、顎位が定まりにくいことがある（参考文献[4]より引用改変）

そのずれが1.0mm以内のときは顎運動に大きな問題はないことが多く、タッピングポイントを求める下顎位として採用する。タッピングポイントが1点に収束していても、2.0mm以上離れている場合は、偏心咬合しているか、咬合位が不安定であることが疑われる。中心位への誘導とその再現が容易である場合には、中心位を新製中の義歯の咬合位とする。

アペックスは印記できたが、タッピングポイントが中心位に収束しなかった症例を図9に示す。タッピングポイントは縦にばらつき、赤い印記で示された紡錘形となった。旧義歯の維持安定が不十分で咬合が不安定だと、踊る下顎義歯を舌でコントロールしながら使用するので、このような不安定な咬合になってしまったのだと考えられる。この症例では、中心位への誘導が可能であったので、中心位にて新義歯を製作した。

使用する全部床義歯が安定すると、顎位も中心位近くで落ち着くことが多いが、症例（とくに骨格的Ⅱ級患者）によっては咬合時に習慣性の偏心咬合位をとって、咀嚼が困難となったり、頬粘膜・口唇の咬傷を惹起したりすることもある。また、粘膜支持であるがゆえ咬合時に義歯が近心へ偏位することによって、見かけ上、顎位が前方にずれたように錯覚することもある。全部床義歯を新製する前に、旧義歯の修理や治療用義歯を用いるなどして、慎重に診断すべきである。

症例3：不明瞭なアペックス

限界運動ができていないか、描記時に記録床が動揺している可能性が考えられる。偏心運動を始める前に、下顎安静位から軽くタッ

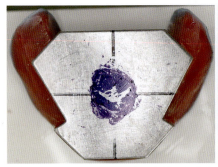
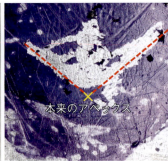
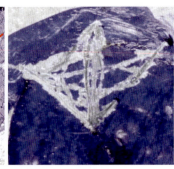

図❿　アペックスの不明瞭な症例。多方向に下顎を運動させることにより、限界運動が把握できる

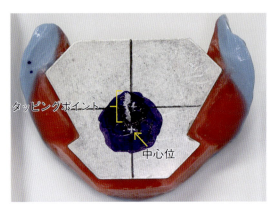

図⓫　タッピングポイントが安定しなかった症例。タッピングポイントは、左右へのずれは少ないが、前後には大きく広がっている

ピングを行わせるなどして、軌跡の始点を中心位に誘導するとよい。緊張が強いなど、誘導が難しいケースではとくに運動方向を患者に指示せず、可及的に多方向へ下顎を運動させることにより、軌跡の外枠から限界運動を予測することができる（図10）。

また、左右の側方運動の軌跡の長さが極端に異なる場合は、顎機能の異常が疑われ、その後の咬合様式には影響するものの、顎位にはあまり影響はない。

症例4：タッピングポイントが収束しない

タッピングポイントが収束しない理由として大きく2つ、記録床が動揺するという描記装置の問題と、顎位が誘導しないと安定しないという顎機能の問題がある。アペックスとタッピングポイントが一致しないという症例2と同じで、アペックスからのずれが2.0mm以上ある場合は、中心位を求める下顎位とする。顎機能に問題がある症例では、中心位を咬合位として製作した義歯を治療用義歯として、これを調整しながら、顎口腔機能に調和した咬合位を確立していく。

軽度のディスキネジアを伴う1症例では、タッピングポイントは前後に大きくばらつき、まったく安定をみなかった。このケースでは、中心位への誘導は容易であったため、中心位にて義歯を製作した。しかし、食事ができないとの訴えがあり、クラッカーの咀嚼を指示すると、前歯部が反対咬合になるほどかなり前方位で咀嚼しようとしていることがわかった（図11、12）。旧義歯は10mm近く前方位で製作されており、習慣性の咬合位が強く残ったものと思われる。義歯は前方位での再製作となった。

症例5：タッピングポイントは収束したが、顎位がずれていた（図13、14）

アペックスは明瞭であり、タッピングポイ

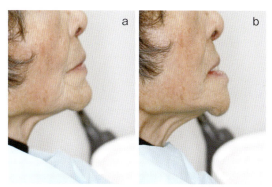

図⓬ 中心位（a）と咀嚼時（b）の下顎位。咀嚼時の下顎位はかなり前方であることがわかる

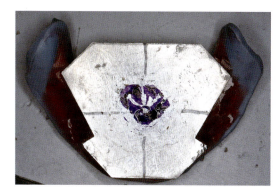

図⓭ アペックスとタッピングポイントは一致していた

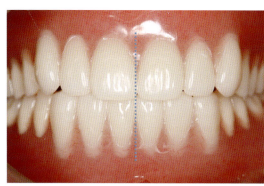
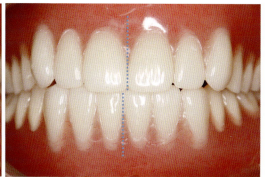

図⓮ 誘導した顎位（右）と最大開口位から咬合した際の顎位（左）

ントも収束したものの、排列試適時に右方への顎位のずれが認められた。このケースは、最大開口時に終末近くで左側の顆頭が前方へ転位、その位置から閉口する際はほぼ終末で顆頭が復位していた。記録床を装着する際、大きく開口するため顎位が右に偏位したまま、義歯の製作を進めていた。

ゴシックアーチは、下顎運動範囲のある1平面でしかないため、下顎の三次元的な運動範囲を念頭に置きながら利用することが肝腎である。

本症例では、顎関節に機能障害、疼痛などがみられなかったため、蝶番回転にのる中心位にて咬合採得からやり直し、義歯を装着した。

● ○ ●

全部床義歯補綴における顎位の決定は、中心位から始める。それは歯牙を失った無歯顎患者において、最も再現性の高い生理的に適正な下顎位だからである。その中心位を基に、そこから咬合高径、続いて水平的顎間関係を決定していく。ただし、顎関節や咀嚼筋の異常などの問題により、中心位が義歯の咬合位とならない場合もあるため、全部床義歯の下顎位は、たくさんの情報を総合的に評価したうえで決定されなければならない。全部床義歯患者の顎位について、さまざまな情報を術者に伝えてくれるゴシックアーチ描記法は非常に有用なツールである。診療回数を1回増やすことになっても、無歯顎補綴を成功させるために、ぜひ取り入れていただきたい。

【参考文献】
1) 小林賢一：総義歯臨床の押さえどころ．医歯薬出版，東京，2001．
2) Dowson, PE, 丸山剛郎（監訳）：オクルージョンの臨床 第2版．医歯薬出版，東京，1993．
3) Posselt, U: Physiology of occlusion and rehabilitation. Blackwell Scientific Pub., Oxford, 1962.
4) 水口俊介：全部床義歯臨床のスキルアップ．（第2回）咬合採得・人工歯排列編 義歯の三次元的形態のレイアウトとしての咬合採得と人工歯排列．補綴臨床，43(5)：594-606, 2010．

column 3

補綴治療と身体機能

大久保 舞

　日常の臨床で治療を行っていると、補綴治療によってさまざまな身体の不調和の改善や、身体機能の向上をみたという症例を聞いた、あるいは実際に体験したという先生もいるだろう。このような臨床経験から、咬合と身体機能とのかかわりに関心が向けられ、これまで国内外において身体機能に対する咬合の影響について多くの研究がなされてきた。しかし残念ながら、咬合が身体に及ぼす影響について、明確に証明されるまでには至っていない。

　"噛みしめ"については、身体機能においてはかなり有効な報告が数多くなされている。筋力の増加、身体の安定性、ひいてはパフォーマンスの向上である。ただ、これらは一過性のものであり、継続的な機能変化ということになると、生活の変化や栄養状態の改善などの影響が少なからずあり、口腔の身体機能への直接の関与は証明しにくくなる。

　運動機能の変化を観察しやすいのは、スポーツ選手、とくにプロスポーツ選手といわれている。スポーツ選手はよく歯がボロボロになるといわれるが、よく思い出してほしい。長く第一線で活躍している三浦知良選手やクルム伊達公子選手は、歯が綺麗なことで有名である。またテニス選手では、声を出しながらボールを打つ選手がいるように、インパクトの瞬間に咬合せずによいプレーをする選手も多い。ついでに一部のプロ野球選手は、Ⅲ級の顎間関係でもキャプテンになっているし、シーズン中に審美歯科治療（冠橋、矯正）を行っている者もいる。どうやら口腔環境はさまざまであり、とはいってもプロの世界はわからないが、私たちの日常はどうか。

　日常生活を送っているときに歯が咬合力を受けるのは1日に30分前後、それもほとんどが1回の接触は1秒以下という報告がある。よい噛み合わせが及ぼす効果は、筋力の発揮やストレス緩和、集中力の増加など、さまざまな報告がされている。ところが、咬んでいる時間が長くなると、この効果は逆に害となって現れてくる。有害なのは咬合力の大きさではなく、咬合圧のかかっているトータルの時間だというのである。持続して筋が活動を続けると、筋肉疲労・神経疲労を惹起し、口腔周囲外にも影響を及ぼすことになってしまう。

　さて、補綴治療による身体機能の変化は、何に起因するのか。補綴治療の目的通りの咀嚼・発音・審美のみならず、それらを取り巻く環境のおのおのが複雑に関連しあっているようである。ともあれ、口腔環境と身体機能の関係を解明することができれば、補綴治療が、摂食咀嚼嚥下などの口腔機能の回復のためだけでなく、患者の日常生活での自立を助け、より質の高い社会生活を営むためにも大きな意義をもつことを証明することができる。科学技術の進歩とともに全容解明が可能になるか、地動説になるか。

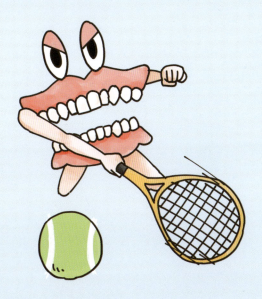

chapter 7
人工歯の排列と試適
――審美、機能

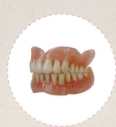

駒ヶ嶺友梨子　水口俊介

　多くの歯科医師は、咬合採得が終了した後、咬合床と作業模型を歯科技工所に送り、歯科技工士による人工歯排列と歯肉形成済みの蠟義歯を用いて、チェアーサイドでの人工歯排列試適に臨まれていると思われる。人工歯排列試適の段階は、これまでの印象採得から咬合採得までのすべての段階の再確認を行う場であり、確認するべきポイントが多い。

　本項では、作業模型と咬合床を歯科技工所に送る前、歯科技工所から蠟義歯が戻ってきた後、さらにチェアーサイドの試適時と、時系列に沿ってそれぞれのチェックポイントを解説していく。

歯科技工所に送る前に

　いつも、歯科技工士への指示書にはどんな指示を記入しているだろうか。「排列試適」の記載のみで終わってはいないだろうか。歯科技工士への適切な指示は、歯科医師の仕事であり、チェアーサイドでの排列試適を成功させるための大事な作業でもある。

1．上顎切歯切縁の位置

　基本的には、咬合採得時に上顎切歯切縁の位置が決定される。上顎切歯切縁の位置は、軽く開口させたときの上唇下縁よりも1mm下方に設定するが、その結果、咬合平面の位置がかなり下方に設定されてしまうことがある（図1）。加齢とともに口唇の筋肉は弛緩するため、若年者と比較すると高齢者の上唇下縁の位置は下がっているからである。とくに、微笑時における上顎切歯の露出量は、年齢、性別、上唇の長さによって異なる（図2）。

　過度に低い咬合平面の設定は、舌の機能を制限するため好ましくないので、咬合平面を上げなければならない（図3）。咬合採得後の上下顎が咬合した状態の咬合床を確認して

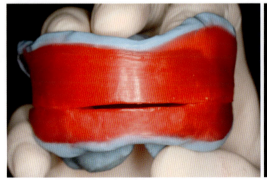 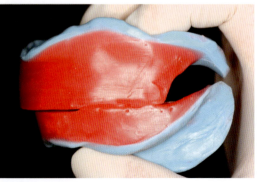

図❶　上唇下縁のみを参考に決めると、咬合平面が低位となることがある

男性	1.91
女性	3.40

白人	2.43
黒人	1.57
黄色人種	1.86

29歳まで	3.37
30代	1.58
40代	0.95
50代	0.45
60代	−0.04

図❷ 微笑時における上顎切歯の露出量は、年齢、性別、人種などによって異なっている。男性は女性よりも露出量が少なく、また、年齢の増加とともに露出量は減少する。さらに、黄色人種は白人と比較すると露出量は少ない（Robert G Vig: J Prothet Dent. 1978; 39: 502より引用改変）

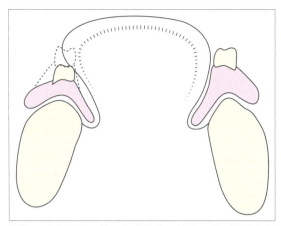

図❸ 咬合平面の低い完成義歯の装着は舌の機能を制限し、食塊の把持がうまくいかない（参考文献[3]より引用改変）

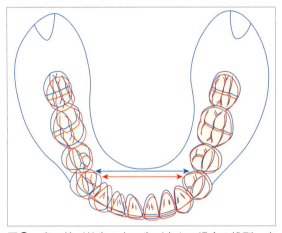

図❹ 青い線が前歯の人工歯が大きい場合の排列、赤い線が前歯の人工歯が小さい場合の排列を示している。大きさの小さい前歯を排列すると、臼歯が舌側寄りに排列される。とくに、小臼歯部の左右間の幅径が小さくなり、舌房は狭くなる（参考文献[2]より引用改変）

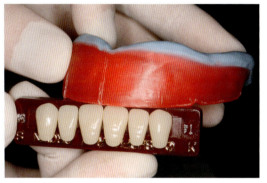

図❺ 咬合床に記入した鼻翼線や口角線も、人工歯選択の参考になる

咬合平面が低いと思われる場合は、上顎咬合床の蠟堤の切縁に対する人工歯の切縁の位置について、蠟堤の切縁より何mm上方に人工歯を排列するべきか、確実な指示が必要である。

2. 使用する人工歯

前歯の人工歯については、大きさ、形態、色調の指示が必要である。とくに前歯の人工歯の大きさの選択は重要である。

小さい前歯を選択して排列すると、臼歯が舌側寄りに排列され、歯列弓の幅径が小さくなってしまう。とくに、小臼歯部の左右間の幅径が小さくなるため、舌房を狭くし、舌の運動を制限してしまう（図4）。前歯部人工歯の大きさを選択する基準として、鼻翼や口角の位置も参考にするが（図5）、小さめの人工歯は選択しないほうがよい。

歯科技工所から戻ってきた人工歯排列の咬合器上での確認時

とくに事前に指示をしない限りは、臼歯部まで排列された状態の蠟義歯を歯科技工所から受け取っているだろう。歯科技工所から戻ってきた後の蠟義歯は、実際に患者に試適する前に必ず咬合器上でチェックを行うべきである。咬合器上であらかじめ、蠟義歯をよ

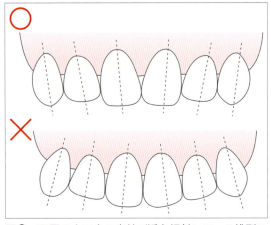
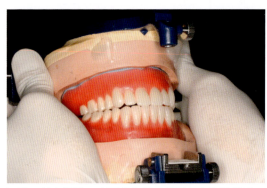

図❻　下図の人工歯の歯軸が近心傾斜している排列は臨床上よく見られるがよくない排列である。上図の排列は人工歯の歯軸が遠心傾斜しておりよい排列である（参考文献[1]より引用改変）

図❼　前方運動の上下前歯部の接触は上顎模型弓の顆路指導板を後方に押して確認する

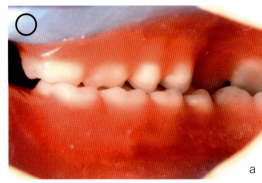
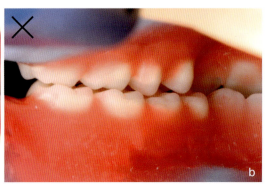

図❽　きちんと嵌合している例（a）、きちんと嵌合していない例（b）

く観察し、場合によっては自ら適宜修正を加え、さらに患者の口腔内で確認するべきことを列挙しておくことは、限られたチェアータイム内での排列試適の精度を向上させ、不必要な時間の延長の防止に繋がる。

1．前歯部の排列

　まず、前歯部の切縁を結んだ線が、自分が設定した咬合平面と平行であるか、また歯軸の向きに不自然な点はないか、正中のズレや歯間に離開がないかを確認する（図❻）。

　次に、オーバーバイト（垂直被蓋）とオーバージェット（水平被蓋）を確認する。上顎前歯に下顎前歯からの力が加わることによる義歯の離脱や、上顎顎堤への負担を避けるために、中心咬合位では接触させないように排列するのが好ましい。一方、麺類などを咬みきれるように、前方運動時では接触するように排列する（図❼）。

　顎間関係がアングルⅡ級の場合は、オーバーバイトやオーバージェットは大きくなる。一方、アングルⅢ級の場合は、オーバーバイトやオーバージェットは小さくなる。顎間関係がアングルⅡ級、Ⅲ級の場合でも、前歯は中心咬合位での接触はさせない。

2．臼歯部の嵌合状態

　臼歯部が嵌合しているかどうかは、咬合器の後方から観察する。時間経過とともにワックスが収縮し、人工歯が嵌合していないことがある（図❽）。すでに咬合器上で臼歯が嵌合していないと、軟らかい口腔粘膜上ではさらに咬合が不安定となるために、排列試適時の正確な評価を困難なものにしてしまう。咬

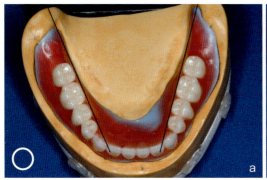
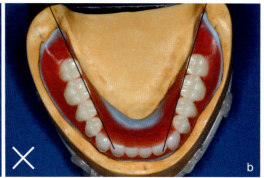

図❾　aは左右の臼歯全体がPound's line上または頬側寄りに排列され、bは左右大臼歯がPound's lineよりも舌側寄りに排列されている。舌房の確保のためにも、臼歯部はPound's lineよりも舌側寄りに排列されないようにするべきである

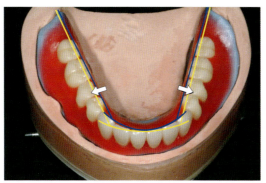

図❿　黄線が下顎前歯部のアーチの曲率が大きい場合のPound's lineで、青線がアーチの曲率が小さい場合のPound's lineを示している。下顎前歯部のアーチの曲率を広くすれば、臼歯部は頬側に排列することが可能である

合の保持の点から、咬合器上で臼歯がしっかり嵌合していることが重要である。

3．臼歯部の排列位置

臼歯部の排列位置が過度に舌側寄りまたは頬側寄りに排列されていないかを確認する。参考にするランドマークとしてPound's lineが挙げられる。臼歯部はPound's lineよりも舌側寄りに排列してはならない。なぜならば、舌房が狭くなってしまうからである（図9）。

Pound's lineは、臼後隆起の内側と犬歯の近心隅角を結んだ線であるため、犬歯の排列位置の影響を受ける。排列された前歯部のアーチの曲率が大きい場合、犬歯の位置は舌側寄りになり、Pound's lineも舌側寄りとなる。よって、前歯部人工歯の排列時は、唇舌的な位置やアーチの広さに気をつけなければならない（図10）。

4．咬合平面

ときどき見られるケースとして、①咬合平面が後ろ下がりになっている場合、また②咬合平面全体は下方になっている場合がある（図11）。

①咬合平面が後ろ下がりになっている場合

必要な量の臼後隆起（臼後隆起の1/2〜2/3）が印象域に含まれないで印象採得されたことが原因と考えられる。咬合平面は、臼後隆起の1/2の高さを参考にするので、臼後隆起がしっかりと印象域に含まれていないと、咬合平面の後部が低く設定される。試適時に、臼後隆起が印象域に含まれているかを確認する。

②咬合平面全体が下がっている場合

咬合平面が低いまま咬合採得してしまった

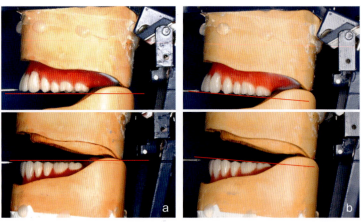

図⓫　aは咬合平面が水平面に平行であるが、bは咬合平面が後方に向かって下がって排列されている。上下顎顎堤の中央付近に咬合平面が設定されるのが理想である

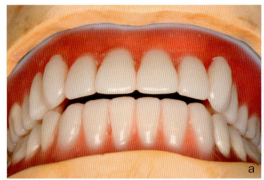 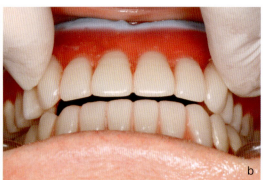

図⓬　a：咬合器上。b：口腔内。口腔内に試適し、中心位への誘導を行い、顎間関係が咬合器上と同じであることを確認する

ことが原因である。過度に低い咬合平面は、舌房を狭くしてしまい、好ましくないので、咬合平面を上げなければならない。咬合平面の変更は咬合高径やリップサポートに影響するので、試適時に咬合高径やリップサポートを再評価する。

実際にチェアーサイドにて患者に試適するとき

　普段、実際に試適する際には何を確認しているだろうか。正中のズレがないか、上顎前歯部の切縁を結んだ線が瞳孔間線に平行か、リップサポートは適正かを確認した後、患者に鏡を渡して見た目を確認してもらい、「大丈夫です」ということだったら終わりという流れになっていないだろうか。人工歯排列は審美をメインに考えがちだが、審美以外にも確認する項目がある。

1．顎間関係の確認

　顎間関係の確認は重要である。咬合器上での顎間関係≠口腔内での顎間関係の場合、再び咬合採得を行わなければならない。口腔内で蠟義歯を装着した状態で、中心位への誘導を行い、顎間関係が咬合器上と口腔内で同じであることを確認する（図12）。

　咬合採得の際に用いる咬合床は本来の義歯の形状とは異なり、患者にとって違和感があり、さらに筋の緊張が大きい人は中心位への誘導が適切に行われない状態で咬合採得が終了してしまうことがある。蠟義歯は、完成義歯に近い状態であるので、実際に蠟義歯になった時点で再度中心位への誘導を試みると、咬合採得時よりは筋の緊張がとれて誘導しや

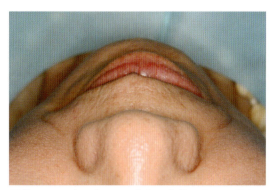

図⓭　リップサポートは患者の背後に回って頭上からも左右の対称性を確認する

すい。

2．リップサポートと咬合高径

リップサポートと咬合高径は、咬合採得の段階で確認したが、人工歯が排列されたこの段階でも再度確認する必要がある。正面以外、側方、また患者の背後にまわって頭上からも確認するようにする（**図13**）。

試適時に、①リップサポートが強すぎた場合と、②リップサポートが弱すぎた場合で以下の対応を検討する。

①リップサポートが強すぎた場合

リップサポートを弱くするのみ、または咬合高径を下げるのみ、咬合高径を下げて、さらにリップサポートを弱くする、の3通りが考えられる。

②リップサポートが弱すぎた場合

リップサポートを強くするのみ、または咬合高径を上げるのみ、咬合高径を上げて、さらにリップサポートを強くする、の3通りが考えられる。

それぞれの場合にどれを選択するかは、オーバーバイトやオーバージェット、咬合高径、さらに印象域などを考慮して決定するとよい。さらに咬合高径、リップサポート、咬合平面は相互に関連しているものなので、リップサポートや咬合高径の変更を行うときは、咬合平面も考慮して検討する。また、人工歯の排列があきらかに印象域から出ている場合、必要な印象域が不足した状態で印象採得されていることがある。蠟義歯試適時に、印象域が不足していないかも確認してみるとよい。必要に応じて、咬座印象などの印象採得、人工歯排列を行ったうえで、再度排列試適を行い、同様に、必要事項を確認する。

3．上顎前歯部切縁と咬合平面

正中のズレや上顎前歯部を結んだ線と瞳孔間線が平行かどうかの確認に加え、軽く開口したときの上顎前歯や下顎前歯の露出量を確認する。露出量の変更時には、同時に咬合高径、咬合平面、リップサポートについても確認しなければならない。また、「5．咬合平面」で述べたように、咬合採得で咬合平面が低くなってしまうことはときどき起こり得る。

咬合平面の設定位置が下方になっている場合は、舌背よりも下顎の人工歯の排列位置は低く、人工歯の上に舌が載ってしまう状態になる。その場合は、咬合平面を全体的に上げなければならない（**図14、15**）。

4．患者による確認

患者には、鏡でしっかり見た目を確認してもらう。口を閉じた状態だけではなく、微笑した状態なども確認してもらう（**図16**）。患者の付き添いの方が来院されている場合は、可能であれば一緒に確認してもらう。新義歯を装着した直後に鏡を見た患者本人から「前のほうがよかった」とか、または次回来院時に

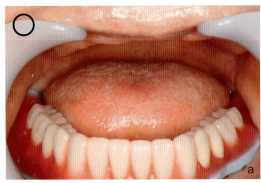 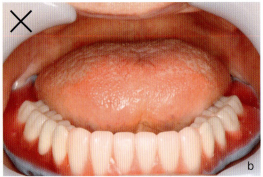

図⓮　咬合平面が適切な例（a）と咬合平面が低い例（b）。咬合平面が低い場合、舌縁が人工歯の咬頭に載ってしまい、食物の把持がうまくいかない

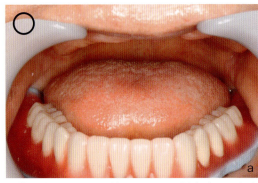 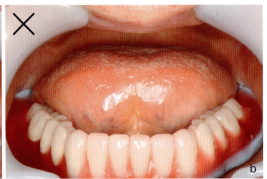

図⓯　適切な舌房が確保されている例（a）と、臼歯が舌側寄りに排列され、舌房が狭くなっている例（b）。舌房が狭いと咬舌の原因となる

「家族から顔が変わってしまったと言われた」などの苦情を言われることがあるからである。

チェアーサイド顎間関係の修正

　患者に対して蠟義歯を試適し、咬合器上での顎間関係≠口腔内での顎間関係であった場合、再咬合採得が必要になる。再咬合採得には、チェックバイトを試みるとよい。ソフトワックスを下顎左右の臼歯部人工歯の上に載せた状態で顎位を誘導して、その位置で咬んでもらう練習を何回か行い、左右のソフトワックス上に均等な咬頭の圧痕が印記できるようになったところで、本番の咬合採得を行う（図17、18）。

　ソフトワックスの利点は、常に軟らかく、再咬合採得前に、顎位を誘導して患者に咬んでもらうというトレーニングを繰り返し簡単に行えるうえ、均等な圧痕の印記ができているかを術者がすぐに確認できる。しかし、ソフトワックスは軟らかく変形しやすいため、最終的には、ソフトワックスをパラフィンワックスに変えて咬合採得を行う。

　他に注意すべき点としては、再咬合採得時に、顎位が後方位に誘導されることがあるが、その際に上下顎の蠟義歯の後方同士が当たってくることがある。そのため、当たっていないかの確認は必要である。

　この後の作業としては、歯科技工所に送ってリマウントした後、再排列を行ってもらうことになるが、歯科技工士にリマウントしてもらう際に、切歯指導ピンをどれくらい挙げた状態でリマウントしてもらうかを指示できるのは、再咬合採得を行った歯科医師本人のみである。歯科技工士はその指示がなければリマウントできない。歯科医師は、再咬合採得前と比べてワックスを介してどれくらいオーバーバイトが上がっているかをチェアーサイドにて確認しておかなければならない。そ

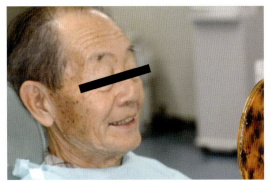

図⓯ 患者には鏡でしっかり見た目を確認してもらう。口を閉じた状態だけではなく、微笑した状態なども確認してもらう

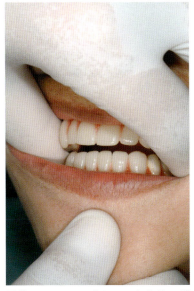

図⓱ チェックバイトは中心位に誘導して、軽くタッピングさせて行う。片方の手指で上下顎の蠟義歯を押さえて誘導し、指の腹で早期接触を検知する（参考文献1)より引用改変）

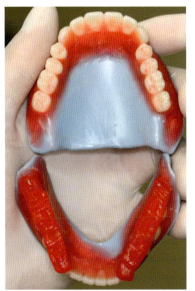

図⓲ 左右のソフトワックス上に均等な咬頭の圧痕が印記できるようになるまで誘導し、咬んでもらう練習を行う

の際に手がかりとなるのは、元の状態での前歯部のオーバーバイトである。事前に把握しておけば、もとの状態からどれくらい前歯部のオーバーバイトが上がったかを簡単に計算できる。

● ○ ●

以上、排列試適時のチェックポイントを、作業模型と咬合床を歯科技工所に送る前、技工所から蠟義歯が戻ってきた後、さらにチェアーサイドの試適時の3つに分けて解説した。排列試適は、それまでに行ってきた印象採得、咬合採得、顎間関係記録を再度確認し、必要であれば修正することが可能な機会である。排列試適の重要性について再認識してもらいたい。

【参考文献】
1) 水口俊介, 飼馬祥頼, 菊池圭介：写真でマスターする きちんと確実にできる全部床義歯の試適・装着. ヒョーロン・パブリッシャーズ, 東京, 2014.
2) 小林賢一：総義歯臨床押さえどころ. 医歯薬出版, 東京, 2001.
3) 早川巖：コンプリートデンチャーの理論と臨床 総義歯をイメージする, クインテッセンス出版, 東京, 1995.

column 4

義歯の値段の変遷

駒ヶ嶺友梨子

　突然お金の話になってしまうが、昔の日本で製作された全部床義歯の値段はいくらであったのだろうか。

　アメリカ合衆国の初代大統領、ジョージ・ワシントンが全部床義歯を装着していたことをご存知な方は多いと思われる。彼が生きた時代は日本では江戸時代にあたるが、江戸時代に全部床義歯を使用していた著名人として、『南総里見八犬伝』の作者である滝沢馬琴が挙げられる。

　医師で作家の篠田達明先生の著書『モナ・リザは高脂血症だった　肖像画29枚のカルテ』によると、滝沢馬琴は還暦を迎えるまでにむし歯が原因で無歯顎となり、全部床義歯を製作し使用していたそうである。同作品の中で滝沢馬琴は、印象採得代も含めた上下全部床義歯の代金として、1両3文を支払ったことが紹介されている。

　江戸時代の貨幣価値を現在の日本の貨幣価値と比較することはたいへん難しいが、あくまでも目安として当時の小判に含まれる金の含有量を参考に現在の価格に換算してみる（日本銀行金融所貨幣博物館『お金の豆知識　江戸時代の1両は今のいくら？─昔のお金の現在価値─』参考）。義歯の製作が行われた時代の1両小判は文政小判で、重さが約13g、金の含有量は約56%である。現在の金1gの価格は約5,000円であることから、単純計算より、1両＝約36,400円と計算される。この計算方法であると当時の上下全部床義歯の製作にかかった代金は約36,000円〜37,000円と推測される。

　江戸時代の貨幣価値の基準が明確にはわからないので机上の空論にすぎないのかもしれないが、馬琴の当時の年齢（推定60歳または61歳）で現在の日本において保険の上下全部床義歯の製作を行った場合、製作過程の代金も含めると結局総額は現在とあまり変わらないように思われる。しかし、その後のエピソードとして、馬琴は新義歯装着2年後に「替え歯」を注文したとされる。おそらく人工歯の置換を希望したと考えられるが、その際には請求された代金を約束が違うと言って支払わなかったそうである。

　『南総里見八犬伝』（全98巻106冊）は刊行開始から28年間をかけて馬琴が76歳のときに完結された。彼は74歳のときに両目を失明するも、81歳で亡くなるまで執筆を続けていたそうであるが、無歯顎者で全部床義歯を装着しながら江戸後期を約20年間生きたことを考えると、彼がこだわりをもって製作した全部床義歯の果たした功績は値段以上に大きかったのではないかと思う。

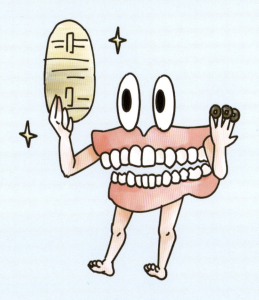

chapter 8 全部床義歯の装着、調整

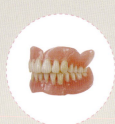

水口俊介

義歯床縁の位置および厚みのチェック

全部床義歯製作のこれまでのステップ、すなわち、印象採得、咬合採得、排列試適で確認してきたことが完成義歯に実現されているかをチェックし、実際の患者の口腔内との乖離を埋めていくのが装着、調整の過程である。

以下に、装着時の調整について順に説明する。

上顎義歯床縁の長さと厚みは適切か

1. 翼突下顎ヒダ

上顎義歯後縁のランドマークであるが、個人トレーが長すぎたり、コンパウンドで筋形成をする際、軟化が不十分だと、この部を押しすぎてしまい、辺縁が過長となる。見えにくいところなので、適合試験ペーストを効果的に使用し、削除する（図1）。ただ、上顎の後縁封鎖に重要な部位なので、削除しすぎに注意していただきたい[1,2]。

2. 上顎結節から頬小帯にかけて

上顎結節部の床縁が厚いと、下顎側方運動時に筋突起が干渉する場合がある。実際に当たって困ったことはないが、上顎結節が発達している症例では気をつけたほうがよい。

3. 唇側フレンジから上唇小帯にかけて

この部は何といっても「口輪筋上顎起始や鼻中隔下制筋の影響に気をつけるべし」であ

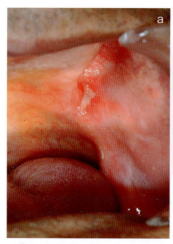
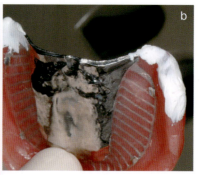

図❶　a：翼突下顎ヒダの部の床縁が長いため、潰瘍を形成している。b：適合試験ペースト（デンスポット）にも過長部が印記されている

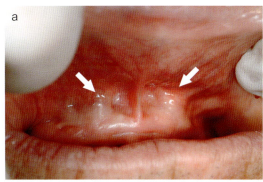
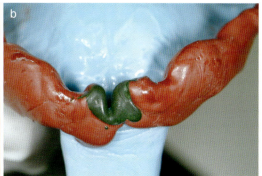

図❷　a：口輪筋の緊張とともに、協調支配関係にある鼻中隔下制筋が緊張し、筋束が明瞭に突出する場合がある。b：辺縁形成では上唇小帯の脇に切痕を示すことがある（参考文献[1]より引用）

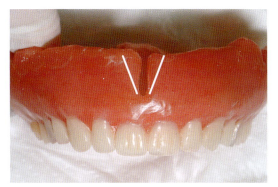

図❸　小帯が深い場合、白線のように小帯を避けると、辺縁封鎖が途切れることがある

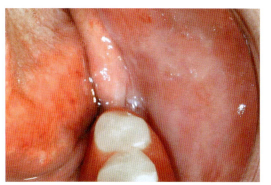

図❹　レトロモラーパッドを覆っていない義歯は著しく安定に欠け、粘膜面への沈下や咬合力が加わったときの義歯の前方へのすべりを制御できない。臼歯部顎堤は前方傾斜しているため、力が加われば、床は大なり小なり前にすべってしまうのだが、レトロモラーパッドまで床が伸びているとすべりを抑える効果になるのかもしれない

る。床縁の長さがこれらの筋肉に影響していないかどうか、ちょっと難しいが、上唇を持ち上げて口輪筋を緊張させるようにしてチェックしてほしい（図2）。

次の注意点は、この部の床縁の厚みである。リップサポートに関連し、顔貌や装着感に影響するが、厚くなりすぎている場合が多い。顎堤のよい場合はとくに要注意である。鼻中隔の直下が膨らみすぎている場合は、まず削除し、上唇が落ちついているかよく確認してほしい[2〜5]。

上唇小帯は、印象採得時につぶれやすい小帯である。装着時には、床縁が小帯を侵害していないかどうかを注意深くチェックしてほしい。小帯が発達しており、切れ込みが深い場合は、削除の量と方向に気をつけよう。小帯を傷つけるのを恐れるあまり大きく削除すると、辺縁封鎖がなくなってしまう（図3）。

下顎義歯床縁の長さと厚みは適切か

1．レトロモラーパッド

すべてを覆う必要はないが、1/2〜2/3は覆っていることを確認してほしい。覆っていない義歯は支持能力が低下し、粘膜への沈下および前方へのすべりが制御できない（図4）。

2．頬側床縁

頬棚には頬筋の下顎骨起始がある（図5）[5]。通常であれば問題ないのだが、場合によっては、この部の粘膜が開口時に大きく持ち上がる（図6）。これは印象採得時に注意すべき

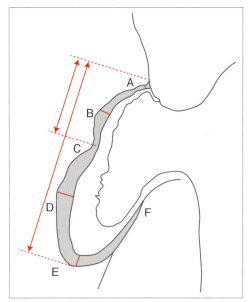

図❺ 頰棚の頰筋付着[2]。顎堤頂から付着までの距離：4（1.4〜8）mm。顎堤頂から歯肉頰移行部までの距離：7.18（3〜11.4）mmである。バッカルシェルフの半分くらいは頰筋線維が入ってきている。頰側の義歯床は頰筋の上を伸ばすことになる。通常、Fの部分の筋肉は薄いので、義歯床を上に置くことが可能であるが、筋の付着の状況をよく把握する必要がある（参考文献[5]より引用改変）

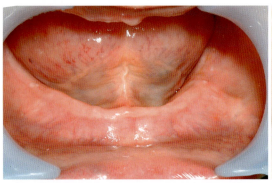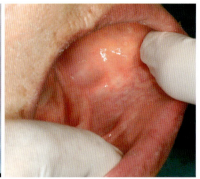

図❻ 頰棚部分の可動性が大きい。一見普通の顎堤であるが、開口すると顎堤頂までの頰粘膜が持ち上がる。これだけで義歯は使えるようになった。このケースでさらに厄介なのは、舌側のフレンジが長く、かつアンダーカットが全周にあるということである。すなわちサブリンガルの封鎖が達成されにくいということである（参考文献[3]より引用）

ことではあるのだが、印象時に反映しきれず義歯がこの部を侵害している場合は装着時に削除する必要がある（図7）。この場合、フィットチェッカーやPIPで削除部位や削除量を判定するのは困難である。まず、義歯を装着しない状態で、開口時にどのくらい頰粘膜が持ち上がるかをよく目で見る。そして、義歯を装着し、指を義歯の上に軽く置いて開口させ、浮き上がる力がどの程度かを判別する。次に、義歯の頰側フレンジの形態をチェックし、頰粘膜が持ち上がった状態の形と比べて頰側を削除する。浮き上がる力がある程度弱まったところでフィットチェッカーや適合試験ペーストで削除部位を同定し、さらに削除

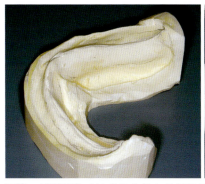
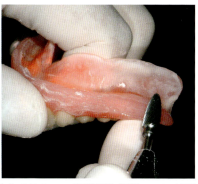

図❼ 予備印象ではそのような状況は見えてこない。旧義歯は頬側フレンジが長く、開口するとすぐに持ち上がる。いままでまともに使えなかったという。フレンジを跳ね上げるように削除し、開口時の粘膜の持ち上がりに対応した（参考文献[3]より引用）

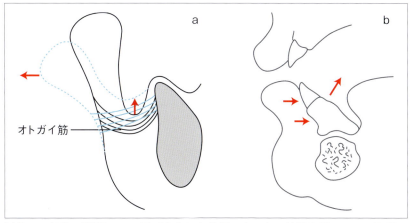

図❽ 口輪筋が緊張し、口唇が突出した状況になると、協調支配によって緊張したオトガイ筋により下顎唇側床縁は短くなる。また、下顎前歯部の傾きによってはオトガイ筋だけでなく下唇自体がその緊張で義歯自体を持ち上げてしまう（a：参考文献[1]より引用改変、b：参考文献[4]より引用改変）

する。

下顎義歯の維持は、舌下腺部の辺縁封鎖による吸着と、頬棚やオトガイ部において義歯床を上に押し出そうとする力の差し引きで決まると考えられる。顎堤が良好で、解剖学的維持力が大きい場合には問題は少ないが、顎堤が吸収している場合には頬側が長すぎるという影響は大きく、開口するたびに義歯が持ち上がり、閉口時に顎堤に押し付けられることとなり、顎堤粘膜に大きな負担となる。

3．オトガイ部

オトガイ筋は、走行が義歯床の延長方向と直角であり、筋の起始と停止が義歯の辺縁の位置より上方にある。したがって、筋の収縮程度によって辺縁の位置や形態が決定され、強い収縮を印記した場合、辺縁は短くなる（図8a）。

オトガイ筋は、口輪筋との協同支配となっており、口輪筋が緊張するとオトガイ筋も緊張する。咀嚼時の口輪筋の筋活動は、開口開始直前の咬合相から開口開始直後に開始し、口唇を閉鎖し、食塊の口腔外へこぼれるのを防ぐように機能している[6]。したがって、開口時に口輪筋が収縮するような動作を行うと、オトガイ筋も収縮し、下顎前歯部の床縁を持ち上げることとなる。また、下顎前歯部の傾

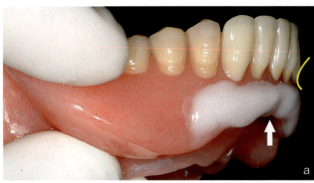
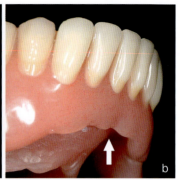

図❾　a：オトガイ筋の緊張を強く印記しすぎたところに、粘膜調整材で床縁を追加し修正した（矢印）。b：追加前の形態である。床縁の深さは変わらないが、厚みが増したことに注意してほしい。そして歯頸部に凹みができるが（a）、この凹みが下顎義歯の維持に重要である（参考文献[3]より引用改変）

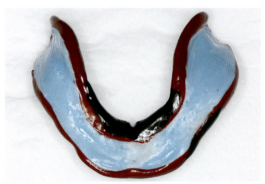

図❿　舌下腺部の床縁は少し押してかつ厚めに。可動性の大きい口腔底の粘膜に少しでも長く触れて辺縁封鎖することが大事である

きによっては、オトガイ筋だけでなく、下唇自体がその緊張で義歯自体を持ち上げてしまう（図8b）[6]。

　この場合、辺縁から下顎前歯歯頸部にかけての研磨面形態を凹面にし、口輪筋の筋束の一部を引っかけるようなかたちで義歯の持ち上がりを防ぐことができる（図9）。この部の研磨面形態は、上顎前歯の位置や水平被蓋、さらには下唇の長さによって変わってくるので、下顎前歯の位置や傾きなど、ケースバイケースの微妙な対応が必要と考えられる。

4．舌下腺部

　下顎義歯吸着の最大の源である。機能時の口腔底の動きは極めて大きいため、「ここに床縁をもってくれば必ず吸着する」という考え方ではなく、「辺縁封鎖をできる確率が高まる」というスタンスで臨むべきではないかと考える[1〜3]。とすると、この部の床縁の口腔底は軟らかいため、「少し押して厚めにする」ということになる（図10）。

　舌小帯には気をつけていただきたい。口腔底は軟らかいのだが、小帯部だけは硬く、そのギャップを床縁に反映させるのはちょっと厄介である。避けすぎると吸着が弱くなり、攻めすぎると潰瘍等を生じさせることになる。ギャップが大きい場合は、調整に数回かかる場合もある（図11）。

　もう1点気をつけていただきたいのは、この部の顎堤のアンダーカットである。図12のように、安静時には口腔底が下がり、顎堤のアンダーカットにより、床縁との間に間隙が生じ、辺縁封鎖が得られなくなる症例もたまにある。いろいろな状況でも、「辺縁封鎖」を考えなければならない箇所である。

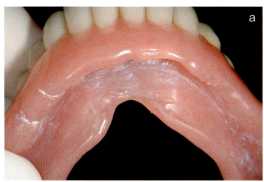
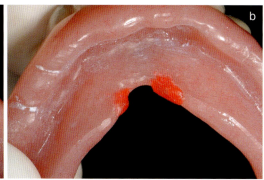

図⓫　舌小帯は避けすぎると辺縁封鎖を失うことがある（a）。ソフトワックスを添加すると吸着が戻る（b）。舌小帯の幅が広く、調整しづらいケースである（参考文献[3]より引用）

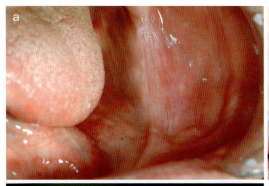
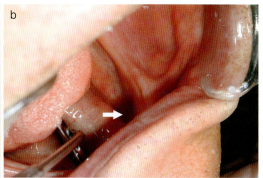
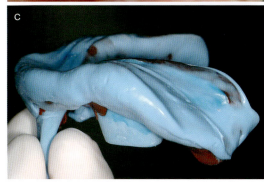

図⓬　a：ある患者の口腔底が上がっているときの状況。顎堤はほぼフラットでかなり吸収している。b：舌を安静にすると、このようにかなり下がり、加えて下顎骨の舌側がアンダーカットになっているのがわかる（→部）。安静時にはそこから空気が入り辺縁封鎖はまったく期待できない。c：この患者の義歯の印象である。口腔底が上昇したときに印象採得されているので床縁は深くない。もし舌側のアンダーカットがわかるような印象では、義歯は舌を動かしたときに跳ね上がってしまう。このケースでは舌下腺部の辺縁封鎖による下顎義歯の吸着が期待できず、頬側の印象に極めて注意を払い、しっかりとバッカルシェルフを抑えることによって、なんとか義歯の動きを減少させることができた（参考文献[7]より引用）

5．顎舌骨筋線部

　この部分は、顎舌骨筋の収縮により、義歯床縁は開き、内側に凸の外形となる（図13）。また、この部分は積極的な辺縁封鎖を考慮する必要はなく、顎舌骨筋の緊張を避ければよいところである。さらに、後顎舌骨筋窩の部分は臼後隆起の下に入り、顎舌骨筋線部と合わせていわゆるSカーブの一部となる（図14、15）。したがって、顎舌骨筋部から後顎舌骨筋窩の床縁は徐々に薄くし、研磨面形態は舌の側縁部を受け入れるように凹面とする。

ちょうどSカーブを描く顎舌骨筋部の床縁の上に舌が乗っかるような形に仕上げることを心がける。また、舌側後縁は薄く仕上げ、舌側縁部への異物感を最小にする。

6．後顎舌骨筋窩、後顎舌骨筋カーテン

　臼後隆起直下のアンダーカット部を後顎舌骨筋窩といい、その部から舌根部にかけての粘膜を後顎舌骨筋カーテン（Retromylohyoid curtain）という。下顎義歯の後縁であり、舌の前突とともに前上方に動き、この部の義歯床が長いと義歯が持ち上がる（図16a）。

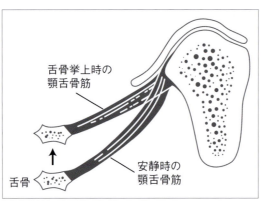

図⓭ 舌骨が挙上すると、顎舌骨筋の角度が変わり、義歯床は内側に開く（参考文献8)より引用改変）

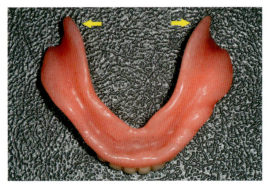

図⓮ 顎舌骨筋部の辺縁を長くすると、S状カーブが強調され、わざとらしいが美しい舌側の床縁ができあがる。このケースはもっと短く、かつ薄く床縁を仕上げるべきである（参考文献7)より引用改変）

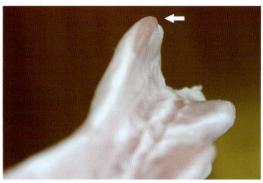

図⓯ 白矢印部の床縁が顎舌骨筋の緊張を十分反映しきれていない場合は、フィットチェッカーでこのように抜ける

しかしながら、顎堤頂がなくなるほどスロープ状に臼歯部顎堤が吸収している場合には、この部を適切な範囲で延長することによって安定が向上することがあるため、単に短くすればよいという認識ではなく、慎重に調整してほしい。とくに、痩せた男性の高齢患者で、開口したときに咽頭の奥まで見えてしまうような人がいるが、これは咽頭周囲の筋力が減少し、咽頭が下がっている状態で、まさにこの部のサルコペニアである（図16b）。このような場合、臼後隆起、舌、頬粘膜で下顎義歯の後縁は封鎖されない。このとき、後顎舌骨筋窩の部分が粘膜から離れていると吸着が得られない。アンダーカットも大きい部位でリリーフを大きくしがちであるが、注意を要する。

粘膜面の過圧部のチェック

義歯の適合試験には、PIPやデンスポットなどの適合試験ペーストとフィットチェッカーなどのシリコーン系の適合試験材がある。双方に長所・短所があるので、その適性をよく把握して使用していただきたい（表1）。

さて、装着時の適合試験を始めよう。ペーストを塗り、最初は両側臼歯部を指で押す。そのとき、粘膜の反発を感じ取ることができるような微妙な押し方で、義歯床の粘膜への座り具合、馴染み具合を探る。このときピタッと収まる感じがしないようであれば、どこかが長いか、粘膜への著しい過圧部があるということになる。できるかぎり患者の反応を見ながらゆっくりとずれないように圧をかけて

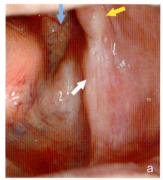
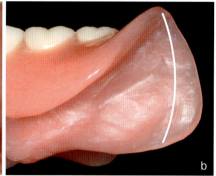

図⑯　a：黄色矢印はレトロモラーパッド、白矢印は顎舌骨筋線、青矢印が後顎舌骨筋カーテンである。ここが舌の前突とともに強力に前に押し出してくる場合がある。指を入れて強さを確認しよう。b：一般的には白線より後方は後顎舌骨筋カーテンを侵害する部分で削除対象となるが、この患者は咽頭が落ち込んでいるケースで、封鎖の確保のためには延長する必要があった（参考文献[9]より引用改変）

表❶　適合試験材の長所と短所

適合試験用シリコーン（フィットチェッカー）
○粘膜面までの距離がわかる （不適合の度合いを厚みで判定・三次元的位置認識に関する情報量が多い）
○辺縁形態の判定や長さの判定に使える
△1回ずつ練らなければならない
△静的な状況しかわからない
△床内面を削合するためには除去しなければならない
適合試験用ペースト（PIP、デンスポット）
○塗るだけでよいから手返しがよい
○うまくすれば動的な適合状態の判定にも使える
△当たったところしかわからない
△塗る厚みによって精度が違う

いく。くれぐれもいきなり強く押してはならない。

　過圧部が除去されるにつれ、義歯床が顎堤に吸いついていく感覚を感じ取るようにしていただきたい（図17）。最終的には、極めて強く指で押しても、コットンロールを両側で噛んでも痛くないようにするのであるが、このとき少し留意してほしいのは、下顎骨はたわむ、ということである。指で義歯と下顎骨を挟むようにすると、第1大臼歯相当部だけが強く当たっているように見えるが、それは実際に義歯に機能力がかかったときの当たりとは違うということを意識してほしい。

　開口時（顎二腹筋緊張時）の下顎骨のたわみを考慮すると、精密印象時のウォッシュインプレッションは開口筋が緊張していない閉口状態で行うべきであろう。矛盾するようであるが、開口時に義歯を持ち上げない辺縁形態と閉口時に顎堤に対して最も適合のよい状態を同時に実現することが重要である。

　顎舌骨筋線の当たりは必ず除去しておくべきである。ここさえ調整しておけば1〜2日であればなんとか我慢してくれるのであるが、ここが当たっていると次回のアポイントまで

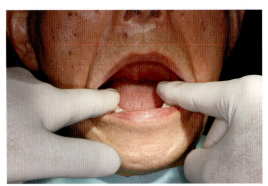

図⓱　装着時の最初には、そっと触り、粘膜とのフィットの状況を指で感じ取ってほしい

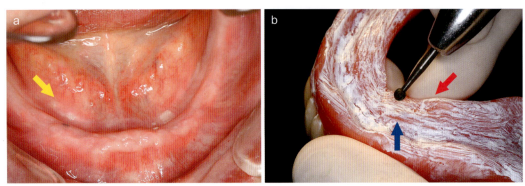

図⓲　a：舌下腺部に粘膜の傷が見られる。b：当たっているのは赤矢印ではない。青矢印のところである。位置関係をよく見て削除する

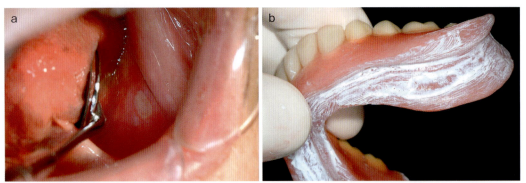

図⓳　a：顎舌骨筋線にできた潰瘍。b：強く当たっていることがわかる。この顎舌骨筋部は装着時にしっかりと落としておいてほしい。ここさえ当たらなければ、患者は翌日までは入れていてくれる

義歯を装着していられず、結果的に調整を長引かせてしまう（図18、19）。

また、顎堤を指で触っていただきたい。とくに、前歯部の細い顎堤頂は、粘膜の表面は滑らかでもその下の骨は凹凸がある。出っ張ったところは当たってくるところであり、PIPだけでは前もってわからないところである（図20）。

咬合調整

粘膜面が痛くなくなれば、咬合調整に移る。咬合調整は中心咬合における咬合調整と偏心位における調整があるが、まず確実に中心咬合での前後左右におけるバランスのとれた咬合接触を確立する。次に、偏心位でのバランスを確立するわけだが、全部床義歯に付与す

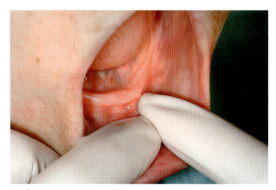

図⑳　前歯部の細い顎堤頂は、粘膜の表面は滑らかでも、その下に骨の突起があることもある。事前にそれを触知し、避けておいたほうがよい。言うまでもなく、細い顎堤頂は小さいバーを使用してほしい（参考文献[7]より引用）

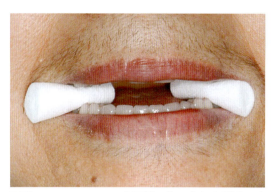

図㉑　コットンロールを両側の第1大臼歯付近で咬ませておき、痛みがないかどうか確認する

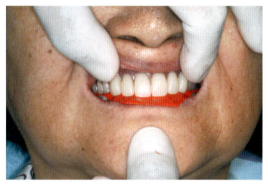

図㉒　右手で下顎を中心位に誘導しつつ、左手を上顎義歯に当て、義歯の動揺を検知しながらタッピング

るべき咬合様式としては種々の議論があり、ここでは詳細な記述は割愛させていただく。

　実際の口腔内の咬合調整では、タッピングの前に両側にコットンロールを咬ませ、義歯が均等に粘膜面へ十分圧接されている状態にしておくことと（図21）、筋の緊張を解除し、中心位に容易に誘導できるようにすることが重要である。

　そして、左手を上顎義歯にあて、義歯の動揺を検知しながらタッピングを行わせる（図22）。最初のストロークは比較的ゆっくり閉口させ、顎位のわずかなずれや早期接触を検知する。大きい早期接触がなくなると、通常速度のタッピングで咬合調整を進める。上顎時には、下顎に添えた左手に感じる義歯のわずかな回転や振動と咬合紙による印記や咬合紙自体の穿孔から、早期接触部位とその量を推測するトレーニングをしていただきたい。

　咬合面には、さまざまな咬合紙の印記が見られる。義歯の動揺、振動と咬合面の印記を考え合わせ、削除すべきところをみつけてほしい。たとえば、隆線や斜面のすべったような印記を落とすと義歯の回転が緩和される。「色が付いていればどれでも落とす」では義歯の振動を最小限にする咬合調整はできない。

食塊の咀嚼を想定した調整

　咀嚼時を想定して、コットンロールやワッテの小片を食物に見立て、各部で咀嚼してもらい、痛みを感じる部位や痛みに発展しそうな部位を調整する（図23）。調整部位の同定はデンスポットなどの抜けと患者の問診で正

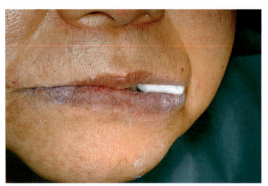

図❷ コットンロールやワッテを食塊に見立て、片側で咬んでもらう。痛みのある場所、痛くなりそうな場所を申告してもらい、PIP像と合わせて調整する

確に行う。咀嚼時に義歯が動くことを想定しての調整であるが、この調整を長くやりすぎると適合が悪くなるので、最小限とする。

義歯使用の指導

1回目の調整は、装着の翌日に行うのが望ましい。この時点では、義歯は沈下して粘膜にはダメージが加わっているが、まだ傷や痛みが現れていない状態である。このとき再び調整を行い、そのダメージを弱めておく。2回目の調整はさらに2、3日後に行う。このように徐々に調整間隔を延ばしていくようにすると、新義歯を長期間外すことなく調整が進行し終了する。

患者の誰もが装着された義歯を最初からうまく使えるわけではない。chapter 1で述べたように、自転車や一輪車に乗るようなものである。義歯使用経験が長くても、床縁の位置や咬合高径、排列位置が大きく変化した義歯を装着した場合には、練習が必要であることを患者に伝えなければならない。

とくに、下顎義歯の使い方は、十分に指導するべきである。たとえば、床縁も短く顎間関係も不正な旧義歯を長く使用していた患者は、舌をフルに活用して義歯を押さえつけていたとみられ、下顎のアーチの中にリラックスした状態で置くという舌の基本ポジションをとれない人もいる。下顎義歯の維持のメカニズムを丁寧にわかりやすく説明してほしい。あくまで義歯はリハビリテーションの道具であることを認識してもらわなければならない。

【参考文献】
1) 水口俊介：総義歯の形態―人工歯配列、粘膜面、研磨面とのかかわりあいにおいて―. 村岡秀明、渡辺宣孝、榎本一彦(編)：総義歯という山の登り方 臨床のベスト・ルートを求めて. 医歯薬出版, 東京, 2009：138-152.
2) 水口俊介：全部床義歯臨床のスキルアップ. (第1回)印象編, (第2回)咬合採得・人工歯排列編 義歯の三次元的形態のレイアウトとしての咬合採得と人工歯排列, (第3回)試適および装着・調整編. 補綴臨床, 43(4)：462-474, 43(5)：594-606, 43(6)：702-714, 2010.
3) 水口俊介, 飼馬祥頼：写真でマスターする きちんと確実にできる全部床義歯の印象. ヒョーロン・パブリッシャーズ, 東京, 2011.
4) 水口俊介, 飼馬祥頼：写真でマスターする きちんと確実にできる全部床義歯の咬合採得. ヒョーロン・パブリッシャーズ, 東京, 2013.
5) 宮尾尚文：日本人口筋の解剖学的研究―頬筋の起始と経過について. 歯科学報, 72：1842-1863, 1972.
6) Sharry JJ：Complete Denture Prosthodontics. Third Edition, 242, McGraw-Hill Inc. NY, 1974.
7) 水口俊介, 飼馬祥頼, 菊池圭介. 写真でマスターする きちんと確実にできる全部床義歯の試適・調整, ヒョーロン・パブリッシャーズ, 東京, 2014.
8) Neill DJ, Nairn RI：Complete denture prosthetics. 3rd ed, Wright, London, 1990.
9) 鱒見進一, 皆木省吾, 水口俊介, 大久保力廣：総義歯治療失敗回避のためのポイント. クインテッセンス出版, 東京, 2014.

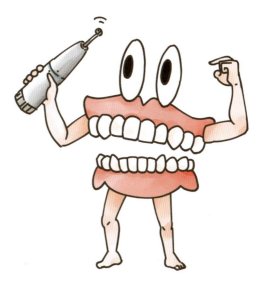

column 5

全部床義歯に付与する咬合様式

岩城麻衣子

　全部床義歯治療を成功に導く最大の決め手は、咬合である。どんなに時間をかけて上手に印象が採れても、咬合を誤れば噛むたびに動揺し痛みを生じる義歯になる。逆に、印象採得が完璧でなくても最終的に咬合がうまく与えられていれば、義歯は口の中で安定し、よく噛める義歯となり得る。では、どのような咬合様式を付与するのが適切なのだろうか。
　咬合理論の発祥といわれている全部床義歯の咬合論にはさまざまなものが存在する。それらの優劣については臨床家や研究者たちの間で議論されてきたが、明確なコンセンサスは得られていない。代表的なものを以下に挙げる。

1. 両側性平衡咬合

　Bonwill三角、Spee彎曲、Monson球面といった形態的指標を論じた解剖学的咬合論に始まった全部床義歯の咬合論は、下顎運動および咀嚼時の義歯の安定を目的とした機能的咬合論へと発展し、1920年代にGysi（1929）とHanau（1926）によりフルバランスドオクルージョンが提唱された。このフルバランスドオクルージョンは、その後約90年にわたり全部床義歯に付与する咬合様式の基準となってきた。一方で、Payne（1941）、Gerber（1960）、Sosin（1961）、Levin（1977）らによって提唱されたリンガライズドオクルージョンもまた、全部床義歯に付与する咬合様式としてよく知られている。とくにこの2つについてはよく比較、議論されてきたが、どちらも義歯の安定には両側性の平衡咬合が大切であるとの考えから生まれた理論である。

▶フルバランスドオクルージョン
　中心咬合位から偏心運動をする際に、作業側・平衡側の両側の咬合接触が維持されることにより、義歯の動揺や離脱を防ぎ安定を図る。臼歯人工歯の咬合関係は1歯対2歯となり、フルバランスドオクルージョンが正確に付与された人工歯には咬合小面（前方咬合小面・後方咬合小面・平衡咬合小面：図1）が形成される。ただし、この咬合様式は空口時の義歯の安定化に有効であるのは理解できるが、咀嚼時に食塊を介した場合の咬合接触は必ずしもそうなってはいないのではないかという疑問がしばしば呈されてきた。

▶リンガライズドオクルージョン
　中心咬合位および偏心運動時の両者において、上顎の舌側咬頭頂のみが下顎臼歯と、作業側、平衡側で咬合接触することにより咬合力の舌側への配分化を図る。臼歯人工歯の咬合関係が1歯対1歯となるようにし、上顎の舌側咬頭が下顎の中心窩に嵌合するよう排列する（図2）。咬合力が舌側寄りになるため、下顎義歯が安定しやすいという利点がある。また、フルバランスドオクルージョンと比較すると、より臨床的に実践しやすく咬合調整

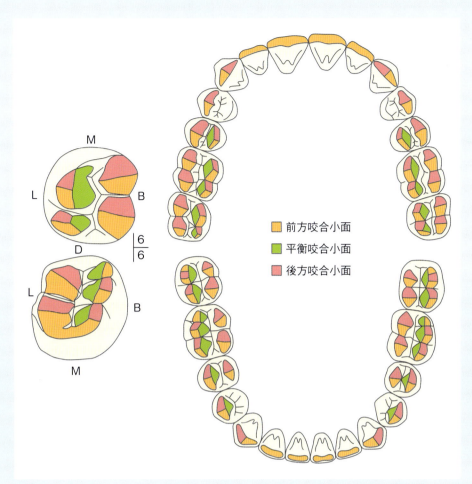

図❶ フルバランスドオクルージョンにおける咬合小面。前方咬合小面は下顎近心に、後方咬合小面は遠心に、平衡咬合小面は機能咬頭内斜面にできる（参考文献[6]より引用改変）

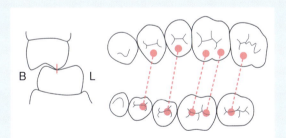

図❷ リンガライズドオクルージョン。上顎臼歯の舌側咬頭のみが下顎臼歯の中心窩に咬合する。中心咬合位において臼歯部の上顎舌側咬頭5点が点状接触する

が容易で、あらゆる症例に適応できる咬合様式であるといわれている。

2．片側性平衡咬合

　咬頭歯を用いて両側性の平衡咬合を付与した義歯が、空口時に安定していたとしても、咀嚼時に食塊を介した場合は同様の平衡咬合は成り立たない、むしろ作業側における片側性の平衡咬合を付与することが重要なのではないか、という考え方もある。

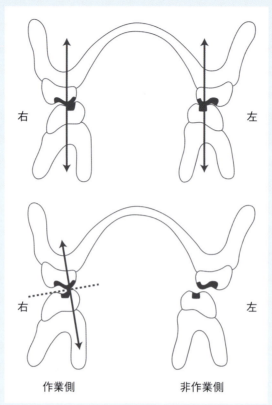

図❸ Poundのリンガライズドオクルージョン。側方滑走時、作業側の上顎臼歯舌側咬頭のみが下顎臼歯と接触し、咬合平衡が得られる。作業側の咬合接触により義歯が安定し、片側性平衡咬合が成立する

▶ Pound（1971）のリンガライズドオクルージョン

　上顎に33°、下顎に20°の臼歯部人工歯を用いて、上顎臼歯の舌側咬頭のみが下顎臼歯の中心窩に嵌合するように排列する。下顎の側方滑走時、作業側の上顎臼歯舌側咬頭のみが下顎臼歯と接触し、咬合平衡が得られる。このとき、平衡側の咬合面は離開するが、作業側の咬合が義歯の安定を増加させ片側性平衡咬合が成立するという理論に基づく（図3）。

3．咬合様式を比較した臨床研究報告

　全部床義歯における理論全般にいえることではあるが、このように数多く提唱されてきた咬合理論についてもやはり臨床研究は少なく、科学的根拠（エビデンス）については不明な点が多い。異なる咬合様式を付与した全部床義歯について比較した臨床研究を調べてみると、2005年Cochrane libraryに発表されたSuttonらのシステマティックレビューにおいて、エビデンスレベルの高い論文としてClough（1983）の行ったランダム化比較試験（RCT）についてのたった1つの論文しか報告されていない。しかし、2013年にJournal of Dentistryに発表されたシステマティックレビューでは、その後に行われたRCTを含め、7つの論文が報告されている。そのなかに含まれており、2005年のシステマティックレビューの著者であるSuttonらが報告した2007年の論文を紹介する。

【論文】
- Sutton AF, McCord JF: A randomized clinical trial comparing anatomic, lingualized, and zero-degree posterior occlusal forms for complete dentures. Journal of Prosthetic Dentistry, 97: 292-8, 2007.
- Sutton AF, Worthington HV, McCord JF: RCT comparing posterior occlusal forms for complete dentures. Journal of Dental Research, 87：651-5, 2007.

【研究デザイン】クロスオーバーランダム化比較臨床試験
【介入と比較対照群】
リンガライズドオクルージョン群（両側性平衡咬合）
解剖学的人工歯（anatomic teeth）群（両側性平衡咬合）
0°人工歯（0-degree teeth）群（片側性平衡咬合）
【被験者数】45人
【方法】
- 被験者を3種類の義歯を入れる順番によって6グループに分類
- リンガライズドオクルージョン群と解剖学的人工歯（anatomic teeth）群では、同じ33°臼歯を用い両側性平衡咬合を付与した。
- 0°人工歯（0-degree teeth）群は片側性平衡咬合を付与した。
- 被験者1人につき複製義歯を3個ずつ製作し、咬合様式以外の粘膜面、研磨面、前歯部排列に関してはすべて同じになるよう正確に複製した。

【評価時期】装着8週間後
【評価方法】口腔関連QOL（OHIP-EDENT）、患者満足度（VAS）
【結果】

口腔関連QOL

	リンガライズドオクルージョン群	解剖学的人工歯（anatomic teeth）群	0°人工歯（0-degree teeth）群
痛み	◎		
潰瘍	◎		
食べにくさ	◎	◎	
食事の中断	◎		

※ ◎は、0°人工歯より有意に優れていることを示す

- 「痛み」「潰瘍」「食べにくさ」「食事の中断」の点でリンガライズドオクルージョン群は0°人工歯（0-degree teeth）群よりも有意に優れていた。
- 「食べにくさ」の点において0°人工歯（0-degree teeth）群は、リンガライズドオクルージョン群および解剖学的人工歯（anatomic teeth）群どちらの群よりも有意に劣っていた。

患者満足度

	リンガライズド オクルージョン群	解剖学的人工歯 （anatomic teeth）群	0°人工歯 （0-degree teeth）群
審美	◎	◎	
咀嚼	◎	◎	
清掃性	◎		

※◎は、0°人工歯より有意に優れていることを示す

- リンガライズドオクルージョン群と解剖学的人工歯（anatomic teeth）群に有意な差はなかった。
- 「審美」「咀嚼」の点でリンガライズドオクルージョン群および解剖学的人工歯（anatomic teeth）群は0°人工歯（0-degree teeth）群よりも有意に優れていた。
- 「清掃性」の点でリンガライズドオクルージョン群は0°人工歯（0-degree teeth）群よりも有意に優れていた。
- リンガライズドオクルージョン群と解剖学的人工歯（anatomic teeth）群に有意な差はなかった。

　近年、EBD（Evidence-Based Dentistry）の実践が重視されるなか、このように患者満足度やQOLを評価した比較臨床研究の意義は大きい。もちろん、研究デザインによっては付与した咬合様式の違いだけでなく、その他の要因が結果に関与してしまうこともあり、単純に結論づけることはできないが、複数のRCTから得られた知見は以下のようにまとめられる。

①リンガライズドオクルージョンとフルバランスドオクルージョンの間には、患者満足度に差がない。
②難症例（下顎の高度顎堤吸収症例）において、リンガライズドオクルージョンは咀嚼効率の点で有利である。

　これは、全部床義歯には両側性平衡咬合を付与すべきだとしてきた古くからの"言い伝え"を否定はしないが肯定もしていない結果である。また、すべての無歯顎患者に同じ咬合を付与するのではなく、顎堤吸収の程度や食事に対する患者の希望などを加味し、患者の状態に応じて付与する咬合様式を選択する必要性を示唆している。

4．実践的咬合様式

　日本国内の研究では咀嚼時の咬合接触状態が解明され、咀嚼時にも平衡側に咬合接触があることで義歯が安定することがわかった。現在では、全部床義歯に付与する咬合はやはり両側性平衡咬合であるべきであるという考えのもと咬合調整を行っている臨床家が多く、近年はもっぱらフルバランスドオクルージョンかリンガライズドオクルージョンかという議論になっている（図4）。

　リンガライズドオクルージョンはフルバランスドオクルージョンと比べ、①側方力がか

		中心咬合位	側方偏心位
フルバランスドオクルージョン	○		
両側性平衡咬合の リンガライズドオクルージョン	○		
非両側性平衡咬合の リンガライズドオクルージョン	×		

図❹　両側性平衡咬合。フルバランスドオクルージョンでも、リンガライズドオクルージョンでも、両側性平衡咬合であることが大切である（参考文献10)より引用改変）

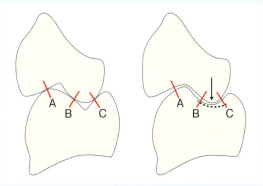

図❺　フルバランスド様リンガライズドオクルージョン。天然歯咬合調整におけるABCコンタクトとは異なり、BCコンタクトを緩めて上顎舌側咬頭のみを嵌合させるように削合する（参考文献9)より引用改変）

かりにくい、②食品粉砕能力が高い、③咬合接触点が少ないため自由度が大きく咬合の変化に対応しやすい、④技術的に習熟しやすく咬合調整が容易である、などの利点が示されている一方、逆に咬合接触面積が小さいため咀嚼能率が低下し、食物をすりつぶしながら旨味を感じる感覚に欠けるという問題点も指摘されている。

　そこで、すりつぶし運動や圧搾空間の改善のため、リンガライズドオクルージョンにおける上下頬側咬頭の距離（Aコンタクト）を縮めて0mmに近づけ、B、Cコンタクトを中心としたリンガライズドオクルージョンにする「フルバランスド様リンガライズドオクルージョン」が新たに提唱されている（図5）。この咬合様式の一番のメリットは咬合調整が容易なことである。空口時・咀嚼時ともに平衡側での咬合接触を与え、義歯の安定を図ることを目的としたフルバランスドオクルージョンの理論はそのままに、より臨床的に実践

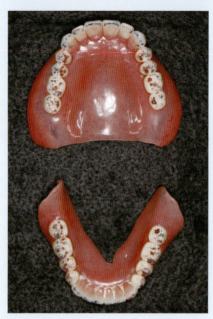

図❻　咬合調整の実際。フルバランスド様リンガライズドオクルージョンは、フルバランスドオクルージョンと比較すると実践しやすい

しやすくあらゆる症例に適応できる咬合様式であるといえる。リンガライズドオクルージョンが付与しやすいように設計された人工歯もあるため、使用してみるのもよいだろう（図6）。

　　　　〇　●　〇　●　〇

　冒頭で述べたように、咬合は全部床義歯治療の成否にかかわる重要な要素の一つである。しかし、印象法の選択と同様、咬合に関してもどの人工歯を使用すればよいのか、どの咬合様式を付与すべきなのかという方法論が重要なのではなく、「機能時の義歯の安定を獲得する」あるいは「おいしく食事を楽しんでもらう」という目的のために術者がどの咬合様式を付与するかが重要である。全部床義歯の咬合様式が、義歯のクオリティないしは高齢者の健康維持やQOLに与える影響についてはまだまだ未知の部分が多い。今後もさらなる臨床研究とエビデンスの蓄積を進めていく必要がある。

【参考文献】

1）古谷野 潔，市来利香，築山能大：入門咬合学．補綴臨床 2005．
2）林 都志夫：全部床義歯補綴学　第3版．医歯薬出版，東京，1993．
3）Sutton AF, McCord JF: A randomized clinical trial comparing anatomic, lingualized, and zero-degree posterior occlusal forms for complete dentures. Journal of Prosthetic Dentistry, 97: 292-8, 2007.
4）Sutton AF, Worthington HV, McCord JF. RCT comparing posterior occlusal forms for complete dentures. Journal of Dental Research, 87: 651-5, 2007.
5）水口俊介，飼馬祥頼，菊池圭介：写真でマスターする　きちんと確実にできる全部床義歯の試適・調整．ヒョーロン・パブリッシャーズ，東京，2014．
6）小林賢一：全部床義歯の咀嚼時における咬合接触の動態―特に，非咀嚼側において―．補綴誌，27：150-167, 1983．
7）鈴木哲也：誌上ディベイト　フルバランスドオクルージョンかリンガライズドオクルージョンか．咀嚼時の咬合接触からみた全部床義歯の咬合．補綴誌，48：664-672, 2004．
8）小出 馨：誌上ディベイト　フルバランスドオクルージョンかリンガライズドオクルージョンか．全部床義歯に付与する咬合様式の選択・設定基準．49：7-9, 2005．
9）古谷純一，鈴木哲也：総義歯の謎を解き明かす．4章　実践的咬合調整法．SHOFU INC．
10）小出 馨：デザイニング・コンプリートデンチャー．歯科技工別冊，2008．

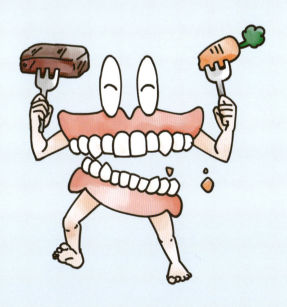

chapter 9
リラインと軟質リライン材

秋葉徳寿　水口俊介

　調整が終了し、患者の満足が得られた義歯であっても、経年的な骨の吸収や粘膜の菲薄化によって義歯と顎堤粘膜に不適合が生じ、疼痛や義歯の脱離といった問題が起こる。義歯床と顎堤粘膜の適合を図るため、義歯床内面の一層を新しい床用材料に置き換える処置をリライン(reline)という。リベース(rebase)は、人工歯部以外の義歯床をすべて置き換えることと定義され、日常臨床で行うことは少ない（図1）。

　リラインに使用する材料は、硬質材料と軟質材料に分類される（図2）。硬質リライン材は、義歯床用材料と同じアクリルレジンで、粉液タイプの常温重合型が多用される。軟質リライン材では、常温重合型シリコーン系リライン材が操作性、耐久性がよいため、現在主流となっている。本項では、日常臨床で利用頻度が高い、常温重合型硬質リライン材、常温重合型シリコーン系軟質リライン材について、リラインの基本的な手技を解説する。

リラインの適応範囲

　リラインの適応は、咬合関係（下顎位、咬合高径、咬合接触関係など）が正しい、あるいは修正によって改善できることが前提である。義歯の維持、安定が乏しく、咬合関係の再現性が悪い症例や、あきらかに義歯の咬頭嵌合位と下顎位がずれている症例など、咬合関係を修正することが困難である場合は、リラインではなく義歯の新製を検討する。

　義歯床と顎堤粘膜の適合を診査する場合、義歯床と顎堤粘膜の「あたり」ではなく、「スペース」を評価する必要があるため、クリームタイプの適合試験材ではなく、シリコーンタイプの適合試験材が適している。シリコーンタイプの適合試験材では、硬化した材料の厚さで義歯床と顎堤粘膜とのスペースを定量的に評価できるだけでなく、必要となるリライン材の量を判断することができる。ただし、シリコーンタイプの適合試験材は、義歯粘膜面に盛る量、義歯を押すタイミングや力の大

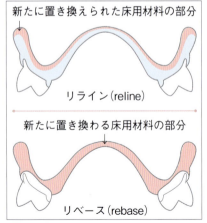

図❶　義歯床内面の一層を新しい床用材料に置き換える処置をリライン(reline)、人工歯部以外の義歯床をすべて置き換えることをリベース(rebase)という

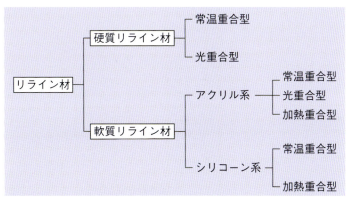

図❷　リライン材の分類。硬質リライン材は粉と液を混和するタイプ、常温重合型シリコーン系軟質リライン材はカートリッジタイプが多い

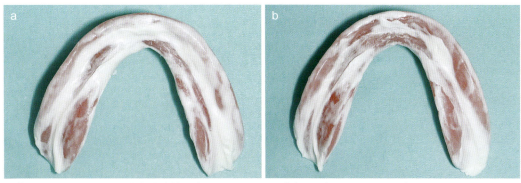

図❸　a：シリコーン系適合試験材を練和してから、口腔内への挿入が遅れた場合。流動性が低下した試験材が排除されず、とくに顎堤頂部に厚く残留している。b：シリコーン系適合試験材を練和してから、口腔内への挿入をすみやかに行った場合。余分な試験材は排除され、顎堤頂部の不適合が診断できる

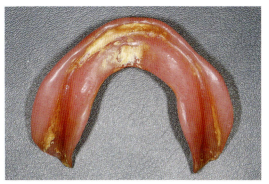

図❹　前歯部顎堤頂部を中心に、厚く歯石様沈着物の付着が認められる。義歯に対する不満はないが、口腔衛生を考えリラインを行うことが望ましい

きさによって、材料の厚さが大きく変わるため、注意が必要である（図3）。

義歯粘膜面にデンチャープラークや歯石様沈着物が固着している部分は、義歯床と顎堤粘膜が不適合であることが多く、義歯に不満がなくても、口腔衛生を考え、リラインを行うことが望ましい（図4）。

図5は、「開口すると下顎義歯が浮く」という症例である。義歯製作時に、舌の機能運動を大きく指示したため、舌側の義歯床縁が短くなり、下顎義歯の維持に重要な舌下腺部の辺縁封鎖が失われたと考えられる。シリコーンタイプの適合試験材で舌下腺部の辺縁封鎖を回復したところ、義歯の維持、安定が改

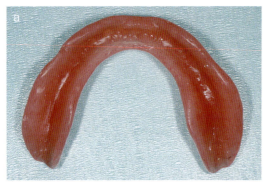
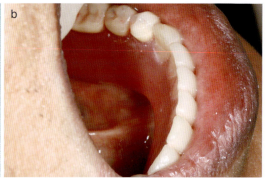

図❺　a：「開口すると義歯が浮く」という主訴の下顎義歯粘膜面。b：舌小帯を中心に舌側の義歯床縁が短いため、下顎義歯の維持に重要な舌下腺部の辺縁封鎖が確保できていない

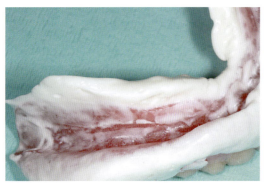

図❻　シリコーンタイプの適合試験材で舌側床縁が短いこと、義歯床内面の不適合がわかる

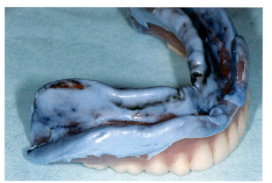

図❼　コンパウンドで辺縁形成をし、シリコーン印象材で床下粘膜の印象を行ったのち、間接法による義歯床縁の延長・リラインを行った

善した（図6）。

　本症例は、義歯床粘膜面の不適合よりも、義歯床の外形を大きく修正する必要があったため、コンパウンドで辺縁形成をし、シリコーン印象材で床下粘膜の印象を行ったのち、間接法による義歯床縁の延長・リラインを行った（図7）。

　直接法で行う場合でも、義歯床辺縁の過長部分があれば削除し、義歯床を延長する必要があれば即時重合レジンなどで床外形を修正してからリラインするほうが、リライン後のトリミングが少なくてすむ。

　軟質リライン材は、義歯の適合や咬合関係に問題がなくても咀嚼時に痛みが生じる症例、すなわち、機能圧の緩圧を必要とする症例に適応する。口腔内を触診し、顎堤の形態がなだらかであっても、粘膜下に骨の鋭縁が存在する場合がある（図8）。粘膜下に鋭利な骨縁や隆起部があると、そこに機能圧が集中し、骨と義歯床に挟まれた顎堤粘膜に痛みが生じるため、通常は義歯床粘膜面のリリーフで対応する。しかし、リリーフする面積が広くなると、義歯床と顎堤粘膜の接触面積が小さくなり、義歯の維持、安定が損なわれる場合がある。軟質リライン材は、咬合圧の負荷を少なくするとともに、義歯床と顎堤粘膜の適合を図り、義歯の維持・安定を改善することができる。

　図9は、顎堤頂部の過圧部分、および義歯の着脱時に干渉する顎堤唇頬側にあるアンダーカット部をリリーフしたところ、義歯の装着感に不満を訴えた症例である。軟質リライン材を使用することで、義歯床内面と顎堤の適合が向上し、義歯の装着感が改善された。

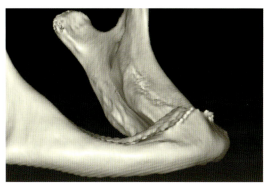

図❽ CTから作製した骨モデル。口腔内ではなだらかな顎堤の隆起であっても、粘膜下に骨の鋭縁が存在する場合がある

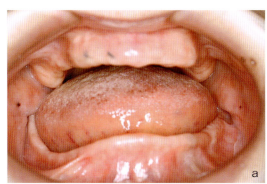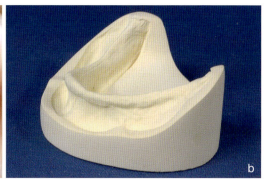

図❾ a：顎堤頂部の過圧部分、および義歯の着脱時に干渉する顎堤唇頬側にあるアンダーカット部をリリーフしたところ、義歯の装着感に不満を訴えた症例。顎堤は細く、高さがある。b：同一症例の作業模型。前歯部だけでなく、臼歯部にかけて顎堤は細く、唇頬側にアンダーカットが存在する

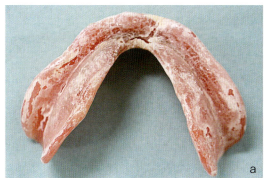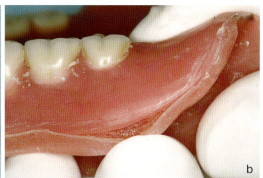

図❿ a：硬質リライン材が劣化し、材料表面に亀裂や剥離がみられる。b：シリコーン系軟質リライン材の義歯床からの剥離

確実な接着処理を行う

リライン後のトラブルに、義歯床とリライン材の剥離がある。剥離したリライン材は、顎堤粘膜を傷つけるだけでなく、剥離した隙間に汚れが残留するため、口腔衛生の大きな問題となる（図10）。

硬質リライン材と義歯床との接着は、象牙質の樹脂含浸層と同じように、接着材で溶解・膨潤させた義歯床表面にリライン材が浸潤して重合・接着する。一方、シリコーン系軟質リライン材は、義歯床表面に塗布した接着材の層とシリコーンが重合することで義歯床用レジンと接着する（図11）。どちらの材料においても、接着材の効果がきちんと発揮されるように、唾液やデンチャープラークなどで

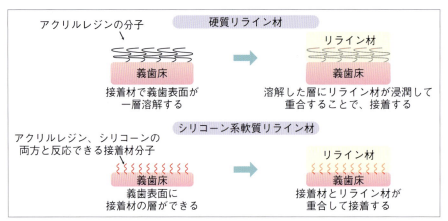

図⓫　硬質リライン材とシリコーン系軟質リライン材では、接着機構が異なるが、接着がきちんと行われるように、汚染された義歯表面を一層削除することが重要である

汚染された義歯床表面を一層削除することが重要である。また、接着面に唾液が侵入すると接着不良が起こるため、接着面は必ずリライン材を薄く伸ばし、唾液の侵入を遮断する。

　金属面をリラインする場合は、金属面をサンドブラスト処理後、金属接着性プライマーを塗布する。その際、まず床用レジン部分に付属の接着材を塗布したのち、金属面に金属接着性プライマーを塗布するほうが、床用レジンと金属の境界部分にはみ出した各処理液の影響が少ない。もちろん、金属面は金属接着性プライマーのみを塗布すればよく、そのあとリライン材に付属しているレジン用の接着材を塗布する必要はない。また、シリコーン系軟質リライン材の接着材は厚く塗りすぎるとかえって接着力が低下するので、重ね塗りは行わないように注意する。

　シリコーン系軟質リライン材は、シリコーン系印象材と同様にラテックスグローブの添加成分である硫黄化合物によって硬化反応が阻害される。ラテックスグローブで義歯床の接着面やリライン材のペーストに触れると、義歯床用レジンとの接着不良を起こすだけでなく、リライン材の最終硬化までに時間を要し、耐久性の低下に繋がる可能性があるため、注意しなければならない。また、義歯床と軟

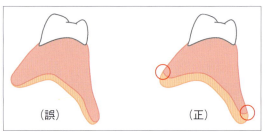

図⓬　義歯床用レジンとシリコーン系軟質リライン材の境界部分は、リライン材が薄いと剥離しやすくなるため、ショルダー形態のように厚みを確保する

質リライン材の境界部に厚みを確保することで、接着の耐久性が向上する（図12）。ただし、リライン材の厚さを確保するために義歯床が薄くなると、義歯床の強度が不足し破折を来す場合がある（図13）。

　必要な緩圧効果は症例によって異なるが、軟質リライン材によって十分な緩圧効果を得るためには、最低1mm程度の厚さが必要とされる。義歯床の厚さはデンチャースペースや義歯周囲粘膜の可動性で決定されるため、緩圧が必要な部分のみに軟質リライン材を貼付するか、金属などによる補強を検討する。

義歯の変位を最小限にする

　リラインの適応は咬合関係（下顎位、咬合高径、咬合接触関係など）に問題がないことが前提であるため、リライン前後で咬合関係が大きく変化しないように注意する。直接法

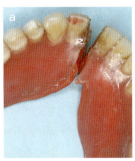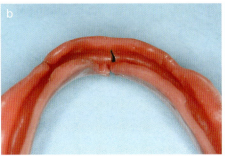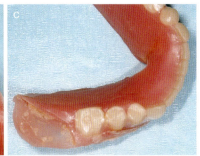

図⓬　a b：シリコーン系軟質リライン材を使用した下顎義歯の正中破折。c：シリコーン系軟質リライン材を使用した下顎義歯の臼後隆起部での破折。対合歯の挺出で、義歯床の十分な厚さが確保できていなかった

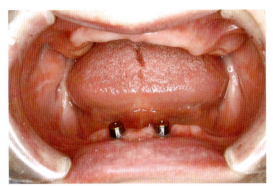

図⓭　マグネットを使用したインプラントオーバーデンチャーの症例。とくにマグネットアタッチメントはキーパーとマグネットの位置関係がずれると維持力を失うため、咬合させてリラインを行わない

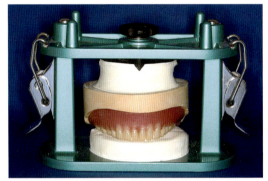

図⓮　軟質リライン材では、必要な厚さを確保でき、唾液による接着阻害を回避できるため、可能であればリライニングジグを使用した間接法が望ましい

でリラインする場合、患者に軽く咬合するよう指示し、リライン材の初期硬化が終了するまで義歯を咬頭嵌合させた状態で保持する。咬合させずに義歯を手指で圧接してリラインした場合、潜在的に義歯が変位する可能性は高くなる。ただし、フラビーガムなど、強く咬合すると義歯が変位しやすい症例では、強く咬合しないように注意する。また、インプラントオーバーデンチャーなど、アタッチメントの症例では、咬合によってアタッチメントの位置関係がずれる場合があるため、咬合させず、アタッチメントが最も適合する位置で義歯を保持して、リライン材の初期硬化を待つ（図14）。

　硬質リライン材は、粉材と液材を混和する最初の数十秒間、混和時に気泡が混入しにくいよう、流動性が高くなるように設計されている。したがって、流動性を調整するために後から粉材を追加すると、液材に対する粉材の割合が多くなり、硬化時間が短くなる。つまり、口腔内で十分な筋形成をする操作時間がなくなり、排除できなかった材料は義歯の変位が大きくなる原因となる。メーカー指示の粉液比を守り、少し余裕をもって操作を行うほうが望ましい。治療時間を短縮したい場合は、粉液比で操作時間を調整するのではなく、ファーストセットを選択する。

　シリコーン系軟質リライン材のペーストは、義歯の内面に盛りやすいようにシリコーンタイプの適合試験材と比べて流動性が低く、わずかに粘着感がある。義歯床内面に盛る量、義歯を押すタイミングや力の大きさによって義歯の変位が起こりやすく、可能であればリライニングジグを使用した間接法が望ましい（図15）。

　また、流動性が低いため、義歯床内面にリ

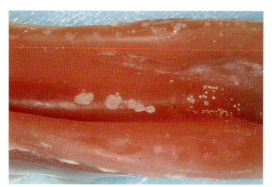

図⓰ リライン材に残留した内部の気泡は、義歯洗浄剤の効果が及ばないため、カンジダ菌などが固着増殖する原因となる

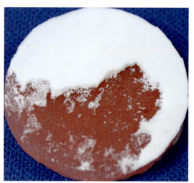

図⓱ 硬化したシリコーンタイプの適合試験材（白色）を剥がしたシリコーン系軟質リライン材の表面。適合試験材が貼りついて残っていることがわかる

ライン材を伸ばすときや、義歯を圧接するときに材料の内部に気泡を巻き込みやすい。リライン材に残留した内部の気泡は、義歯洗浄剤の効果が及ばないため、カンジダ菌などが固着増殖する原因となる。硬化した後に材料を追加できない製品が多く、気泡の巻き込みや材料の不足が起こらないように注意が必要である（図16）。

リライン直後から注意深く義歯調整を行う

リラインは、義歯を個人トレーとして顎堤粘膜の印象採得を行う作業である。したがって、リライン直後の義歯内面は、顎堤粘膜の細かい凹凸を再現している。手指で触って引っかかる部分は研磨し、必要に応じてリリーフを行う。リライン直後であっても、顎堤粘膜に過圧部がないか、咬合関係のずれがないかを再度確認する。リライン後の調整スケジュールも、義歯を新製した場合と同じスケジュールで経過来院してもらうほうがよい。

シリコーン系軟質リライン材であっても、顎堤粘膜の過圧部分があれば調整を行う。その際、同じシリコーン系である適合試験材はリライン材とくっついて剥離が困難になるため、絶対に使用してはならない（図17）。クリームタイプの適合試験材を使用するか、専用の分離材を塗布したうえでシリコーンタイプの適合試験材を使用する。シリコーンは削合しづらいため、付属の調整用ポイントを用い、中速で少しずつ削合するとよい。高速で削合すると、摩擦熱が発生したり、材料を巻き込み剥離の原因となるため注意が必要である。

● ○ ●

顎堤吸収が進行しても、義歯周囲筋肉の走行は変化しないため、義歯床の外形が大きく変わることはない。つまり、もともと外形や床縁形態が不適切な場合、顎堤頂部だけを適合させても、義歯の維持や安定が改善するとは限らない。

リラインをすれば何でも解決する、という考えは捨てていただきたい。また、軟質リライン材は、材料の剥離や劣化、材料の追加が難しいなど、材料面での制約がある。リラインを行う前に、使用している義歯を十分に診査するだけでなく、リライン後の定期的なメインテナンスも含めた配慮が必要である。

【参考文献】
1）日本補綴歯科学会：リラインとリベースのガイドライン（www.hotetsu.com/s/doc/reline_rebase_guideline.pdf）
2）中込敏夫，伴 清治（編）：マテリアル選択・操作のハテナに答える 臨床技工材料学の本．医歯薬出版，東京，2012．

column 6

全部床義歯の技工精度

秋葉徳寿

　義歯床用レジンとして広く使用されている加熱重合型アクリルレジン（PMMA）は、液（モノマー）の重合反応と熱収縮をあわせて、重合したあとわずかに収縮する。液の主成分であるメタクリル酸メチル（MMA）の線収縮は7％弱である。粉と液を2：1で重合すると液（モノマー）が1/3になるので、線収縮はおおよそ2％程度になる。義歯の大きさが50㎜とすると、1㎜も収縮することになる。しかし、顎堤の形態やアンダーカットの有無、義歯床の厚さ、吸水膨張（0.1％程度）などの影響で、実際の収縮ははるかに小さい。精密な重合システムや流し込みレジンを使用することで、さらに高い精度で義歯を製作できる。

　疼痛を感じるまでに義歯床下粘膜が変形する量は、上顎の歯槽頂で0.5㎜、口蓋側で1㎜程度とされる。粘膜が許容できる変形量だけをみれば、技工精度はそれほど必要ないように思える。しかし、クッションタイプの義歯安定剤は、適合がそれほど悪くない義歯であっても、薄く伸びて義歯床と床下粘膜のわずかな隙間を埋め、義歯に対する満足度をあきらかに向上させる。薄く伸びたクッションタイプの義歯安定剤は、平均で0.2㎜程度の厚さしかない。このことから、わずかな不適合であっても、義歯に対する満足度に影響する可能性があることがわかる。この0.2㎜という数値は、全部床義歯に求められる適合精度の目安になると思う。

　一方、義歯床用レジンの重合収縮は、義歯の適合だけでなく、人工歯の移動による咬合関係にも影響する。人工歯の移動（咬合高径が高くなる方向）は、埋没方法（三次埋没を行うなど）や精密な重合システムを選択することで、0.1㎜程度にまで小さくすることができる。しかし、噛んだものの厚さがわかる知覚閾値は、天然歯列で0.02㎜、全部床義歯では0.06㎜とされる。重合反応を利用した義歯の製作方法では人工歯の移動量をゼロにすることができないため、咬合器にリマウントして咬合関係を確認する必要がある。CAD/CAMで義歯床と人工歯を一塊として精密に加工することができれば、ほとんど調整のいらない義歯ができるのかもしれない。

chapter 10
義歯洗浄剤と義歯安定剤

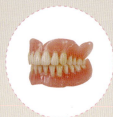

秋葉徳寿　水口俊介

　口腔内細菌は、細菌性心内膜炎、誤嚥性肺炎、慢性閉塞性肺疾患、気道感染、その他の全身疾患と関係することが知られている。日常の臨床では、義歯の清掃が十分に行えない患者に、義歯性口内炎を認めることがある（**図1**）。

　義歯性口内炎の治療として、抗真菌薬の投与が有効である。しかし、一部の抗真菌薬では、トリアゾラム（ハルシオン）との併用による心停止、ワルファリンとの相互作用によるINRの上昇（血液の凝固障害）など、重篤な副作用も報告されている（**表1**）。安易な抗真菌薬の処方を控えるためにも、日常的な義歯および口腔のケアは非常に重要である。

　米国歯科補綴学会議（ACP）が発表した、「全部床義歯のケアとメンテナンスのためのエビデンスに基づいたガイドライン（Evidence-based guidelines for the care and maintenance of complete dentures）」においても、「全部床義歯の細菌バイオフィルムを毎日注意深く除去することが、義歯性口内炎を最小にして良好な口腔内および全身の健康を得るために最も重要である」ことが明記されている（**表2**）。

　本項では、日常的なセルフケアに有効な義歯洗浄剤について、基本的な使用方法を整理する。また、「歯科医師の管理のもと使用することが望ましい」とされる義歯安定剤について、材料の選択だけでなく、セルフケアについても解説する。

義歯洗浄剤

1．効果的な使用方法

　義歯使用者は、義歯洗浄剤を2～3日に1回使用する場合が多いとの報告がある。バイ

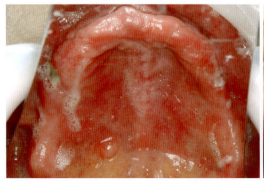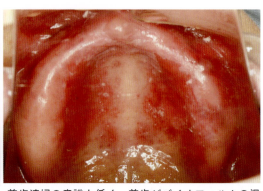

図❶　義歯性口内炎の症例。口腔衛生状態は不良で、義歯清掃の意識も低く、義歯がバイオフィルムの温床になっている

表❶ 併用禁忌、注意が必要な薬剤には、高齢者が服用していることが多い薬剤も含まれる（フロリードゲル経口用2％［持田製薬］のパンフレットより引用改変）

抗真菌薬（ミコナゾール）と併用してはいけない薬剤	〈　〉：製品名
高血圧治療薬	アゼルニジピン〈カルブロック、レザルタス配合錠〉、ニヒルジピン〈バイミカード〉、ジヒドロエルゴタミンメシル酸塩〈ジヒデルゴット等〉
抗不整脈治療薬	キニジン〈硫酸キニジン〉
高脂血症治療薬	シンバスタチン〈リポバス〉
睡眠導入薬	トリアゾラム〈ハルシオン〉
抗精神病薬	ピモジド〈オーラップ〉
抗片頭痛薬	エルゴタミン酒石酸塩〈クリアミン配合錠等〉
抗真菌薬（ミコナゾール）との併用に注意すべき薬剤	
抗血栓症薬	ワルファリン、シロスタゾール
高血圧症治療薬	ジヒドロピリジン系カルシウム拮抗剤（ニフェジピン等）
抗不整脈治療薬	ベラパミル、ジソピラミド
経口血糖降下薬	グリベンクラミド、グリクラジド、アセトヘキサミド等
抗てんかん薬	フェニトイン、カルバマゼピン

表❷ 全部床義歯のケアとメインテナンスのためのガイドライン（佐藤佑介, 他：QDT. 37:68-72, 2012より抜粋改変）

①	口腔と全部床義歯の細菌バイオフィルムを毎日注意深く除去することが、義歯性口内炎を最小にして良好な口腔および全身の健康を得るために最も重要である
②	バイオフィルムと潜在的に有害な細菌・真菌のレベルを低下させるために義歯装着者が行うべきことは以下のとおりである a：義歯は毎日、研磨性のない効果的な義歯洗浄剤を用いて、こすり洗いと浸漬を行うべきである b：義歯洗浄剤は口腔外での義歯の洗浄にのみ用いるべきである c：義歯洗浄剤溶液で浸漬とこすり洗いをした義歯は、口腔内に再度入れる前に必ずすすぎ洗いをしなくてはならない。必ず製品説明書に従う
③	弱いエビデンスしか存在しないが、経時的に蓄積されたバイオフィルムを減少させるために、義歯は毎年専門家が超音波洗浄機を用いて洗浄すべきである
④	義歯を煮沸してはいけない
⑤	次亜塩素酸ナトリウム漂白剤や次亜塩素酸ナトリウムを含む洗浄剤に義歯を10分以上浸漬してはならない。義歯が劣化する可能性がある
⑥	義歯は、口腔内に入れていないときは変形を避けるために水中保存する
⑦	義歯性口内炎を起こさないためには義歯を1日24時間使用し続けることは推奨されない
⑧	義歯装着者は、最適な義歯の適合と機能のメインテナンス、口腔病変および骨吸収の診査、口腔健康状態の評価のために、毎年専門家を受診すべきである

オフィルムの形成は、義歯の表面に吸着した唾液中のタンパク質に、口腔内細菌が付着することから始まる。付着した菌は、増殖するとともに、菌体外多糖を産生し、バイオフィルムを形成する。

バイオフィルムの形成は、菌の付着・増殖が始まる初期（〜11時間）、菌体外多糖が産生され始める中期（12〜30時間）、バイオフィルムの厚さが増える成熟期（38〜72時間）の3つの段階からなる（図2）。

成熟したバイオフィルムは、薬剤に対する抵抗性が高くなり、除菌することが難しくなる。そのため、菌の付着・増殖が始まる初期のうちに、義歯洗浄剤による除菌を行うことが効果的である。菌の付着は、義歯を口腔内に装着した瞬間から始まるため、2〜3日に1回の洗浄では十分な除菌効果が得られない。義歯洗浄剤による洗浄は、毎日行うことが大切である。

義歯用ブラシによる清掃は、バイオフィルムの除去という点において十分な効果が期待できない。義歯用ブラシで食物残渣などの大

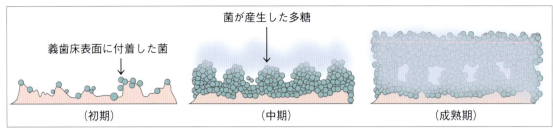

図❷ バイオフィルムの形成は、菌の付着・増殖が始まる初期（～11時間）、菌体外多糖が産生され始める中期（12～30時間）、バイオフィルムの厚さが増える成熟期（38～72時間）の３つの段階からなる（Chandra J, et al: J Bacteriol, 183: 5385-5394, 2001. より引用改変）

きな汚れを除去したのち、必ず義歯洗浄剤を使用するよう指導する。義歯用ブラシで清掃するときは、義歯の表面に傷がつき、菌が付着しやすくなるため、研磨剤が含まれる歯磨剤を使用してはならない（**図3**）。

また、義歯用歯磨剤（**図4**）は、義歯洗浄剤と比較してバイオフィルムを除去する効果が弱いという報告もある。高齢者では、ブラシによる十分な清掃ができないことも多く、義歯用歯磨剤は補助的な清掃方法として義歯洗浄剤との併用を勧めるべきである。

義歯洗浄剤による十分な除菌効果を得るためには、浸漬時間を長くする必要がある。5分程度の洗浄が指示されている義歯洗浄剤であっても、一晩浸漬したほうがあきらかに除菌効果は高い。夜間就寝時に義歯を装着することで、義歯性口内炎が発生するリスクが高くなるかはあきらかとなっていない。ただし、特別な理由がないかぎり、就寝時には義歯を外し、義歯洗浄剤へ一晩浸漬するよう指導するべきである。患者が夜間就寝時に義歯の装着を希望する場合は、義歯の清掃を徹底させるだけでなく、定期的なプロフェッショナルケアを励行するように指導するべきである。

2．義歯使用材料に対する影響

ホームケア用の義歯洗浄剤は、過酸化物による除菌作用が主流であり、タンパク分解酵素などを組み合わせて高い洗浄効果を示す製品が多い。通常の使用方法においては、義歯床用レジンや人工歯に臨床上問題となる劣化

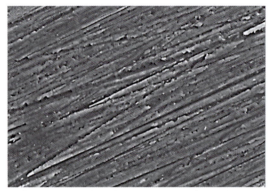

図❸ 研磨剤を含む歯磨剤をつけてブラシ清掃した義歯床用レジンの表面を電子顕微鏡で観察した写真。細菌が付着しやすくなる細かい傷が無数にみられる

が起こることはない。金属床に多く用いられる歯科用金属では、アルカリ性の過酸化物系義歯洗浄剤によってチタン合金の変色が起こる場合がある。金属製補綴物では、短時間（5～30分）の浸漬を勧める記載がされている製品もある。使用方法を守り、長時間の浸漬をしないよう患者に指示することが大切である。

シリコーン系軟質リライン材は、義歯洗浄剤の使用期間が長くなると徐々にゴム硬度が大きくなる（硬くなる）。しかし、臨床上問題となるほど大きな変化とはいえず、むしろ義歯床と接着している辺縁部分の剥離や内部気泡など、洗浄剤の効果が届きにくい部分がないかを定期的なメインテナンスで確認することが大切である（**図5**）。

最も義歯洗浄剤の影響が大きいとされるのが、粘膜調整材（ティッシュコンディショナー）である。粘膜調整材は、表面が粗造にな

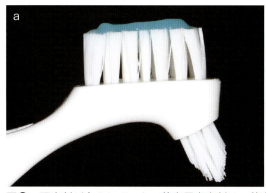
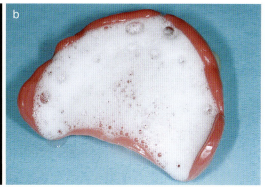

図❹　研磨剤が含まれていない義歯用歯磨剤は、義歯用ブラシにつけて使用するもの（a）と、泡状の薬剤を義歯にかけてから義歯用ブラシで清掃するもの（b）がある

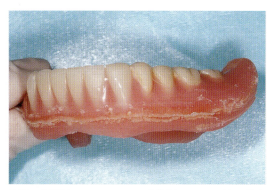

図❺　辺縁部のシリコーン系軟質リライン材は義歯床から剝離しやすく、剝離した部分はバイオフィルムの温床となりやすい。定期的なメインテナンスにより確認が必要である

表❸　次亜塩素酸、酸を成分とする義歯洗浄剤

成分	液性	製造・販売元等	製品名
次亜塩素酸	強アルカリ性	サンデンタル	ラバラックD
		太平化学	ステリテクト
		ヨシダ	リプロクリーン（漂白用）
		ロート製薬、松風	ロートピカ　赤ピカ〈赤色包装〉
酸	強酸性	ジーシー	クイックデンチャークリーナー
		ヨシダ	リプロメルト（歯石用）

り、短期間に粘弾性が失われる。しかし、もともと一時的な使用を前提とした材料であり、汚れが付着しやすい材料であることを考えれば、材料の劣化を気にするよりも、きちんとした清掃を指導するべきである。

　また、ホームケアに加えて、定期的に歯科医院でプロフェッショナルケア用義歯洗浄剤を使用した洗浄を行えば、より効果的である。ただし、プロフェッショナルケア用義歯洗浄剤のなかには、次亜塩素酸や酸を主成分とす

るものがある。次亜塩素酸によるロケーターアタッチメントの劣化などが報告されており、義歯の構成材料によっては注意が必要である（**表3**）。

義歯安定剤

1．義歯安定剤の選択・使用基準

　義歯安定剤は、クッションタイプ（ホームリライナー）、義歯粘着剤（クリームタイプおよびパウダータイプ）に大別される。

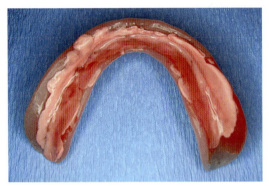

図❻ 古いクッションタイプの義歯安定剤を剥がさず、複数の義歯安定剤を重ねて使用していた。咬合関係だけでなく、口腔衛生的にも問題である

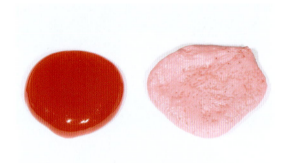

図❼ 左：チューブから出した直後のクッションタイプ義歯安定剤。右：義歯洗浄剤に浸漬後のクッションタイプ義歯安定剤。表面が粗造になり、硬くなっている

　クッションタイプは、義歯と顎堤粘膜との大きな隙間を埋め、適合を改善することで、義歯の維持安定を高めるものである。シリコーン系軟質リライン材と比較しても、さらに軟らかく粘性が強い材料である。また、重合反応をしないため、力を加えるとほぼ塑性変形が起こり、力を除いても元の形に復元しない。つまり、クッションタイプは流動性が低く、厚みのコントロールが難しいだけでなく、繰り返し加わる咬合力によって徐々に厚さが変化していくため、咬合高径や咬合関係に狂いが生じる可能性が高い。

　また、義歯に貼付して時間が経つと、剥がすことが困難になる。そのため、剥がすことなく、古いもののうえに新しい材料を重ねて使用しているケースに出会うことがしばしばあり、衛生上問題である（図6）。すぐに歯科受診ができない場合の、短期間の緊急避難的な使用に留めるべきである。

　クッションタイプを貼付している義歯であっても、義歯洗浄剤による義歯の洗浄を行うことが望ましい。しかし、クッションタイプの義歯安定剤は、義歯洗浄剤によって表面が粗造で硬くなり、本来の物性が失われる（図7）。やむを得ずクッションタイプの義歯安定剤を使用する場合でも、連日の使用は避け、義歯から剥がし、義歯洗浄剤での除菌を行うように啓発することが大切である。

　義歯粘着剤は、口腔内の水分を吸収し、ゲル状になって粘着性を増すとともに、膨潤して義歯と顎堤粘膜との隙間を満たすことで義歯の維持力を増加させる。口腔粘膜に粘着する仕組みは、口内炎などに使用する口腔用軟膏が粘膜に付着する仕組みとほぼ同じものである。義歯粘着剤の使用により、義歯の維持安定が改善するとともに、咀嚼機能も向上することが報告されている。適合がよい義歯では、クリームタイプとパウダータイプで咀嚼機能の向上に差がなかったとの報告がある。クリームタイプはパウダータイプよりも唾液に流されにくく、粘着力も高い傾向がある。使用感や粘着力、持続時間など、好みで選択して問題はない。

　義歯粘着剤は、義歯の適合がよいという前提条件のもとで使用されるべきである。適合がよくても、口腔乾燥症や舌の不随運動、顎位が不安定な症例など、十分な維持力を得ることが困難な症例、あるいは抜歯やインプラントの埋入など、外科処置を行った部分をリリーフしたため、義歯が安定しない症例などが適応と考える。義歯粘着剤の使用を検討する場合は、十分診査と義歯の調整を行ったうえで、義歯粘着剤の必要性を慎重に判断する。

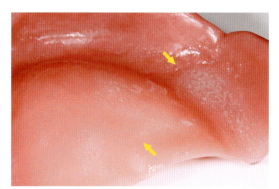
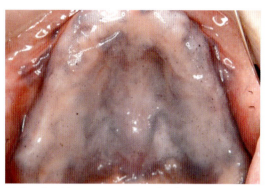

図❽ 義歯に残留したクリームタイプ義歯安定剤は、義歯洗浄剤の洗浄では除去できない。流水下で完全に除去してから義歯洗浄剤を使用する

図❾ 使用後のクリームタイプの義歯安定剤が、含嗽したあとも口腔内に残留している様子。見やすくするために青色に染色している

2．義歯安定剤の為害作用の報告

　亜鉛を含有したクリームタイプの義歯安定剤を過剰に使用したことによって神経障害を生じた症例が報告されたことから、日本国内でも亜鉛を含有した義歯安定剤が販売されなくなったことは記憶に新しい。誤った使用法が原因であるが、添付文書に記載されている適正量と使用法に関して、あらためて患者に確認し、指導する必要がある。

　また、胃透視検査（上部消化管X線検査）を行うとき、造影剤として使用する硫酸バリウムがクリームタイプの義歯安定剤と反応して粘度が変化し、検査に影響が出る場合があることが指摘されている。検査の前には使用しないように指示する。

　義歯安定剤の使用による口腔内細菌叢への影響は、研究によって報告が異なり、また、長期使用による評価がないことから、はっきりと結論が出ていない。しかし、口腔内細菌叢への影響があきらかでない以上、使用後は、付着している義歯安定剤を十分洗い流してから清掃することが大切である。義歯安定剤が付着したまま義歯洗浄剤に浸漬しても、義歯安定剤が膨潤するだけで除去されないため、注意が必要である（図8）。

　また、義歯安定剤には、歯質が脱灰するpHよりも低い酸性を示す製品もある。残根上義歯の場合、残存歯の周囲に残留した義歯安定剤はう蝕の原因となる可能性がある。使用後は、義歯表面の清掃だけでなく、口腔粘膜からの除去も必要である。ただし、口腔内に付着した義歯安定剤の除去は容易ではなく、含嗽やガーゼを用いた清拭でも口腔粘膜から完全に除去できない（図9）。

　患者自身が粘膜に残留していることに気づかない場合も多く、口腔粘膜からの除去が必要であること、できるだけ少ない量で使用することを忘れずに指導する。

　義歯洗浄剤も義歯安定剤も、正しく使用することで、患者のQOLを向上させる大きな助けになる。とくに義歯安定剤は、患者が義歯そのものの適合が不良であるにもかかわらず良好な状態であると錯覚し、リコールに応じなくなる負の側面がある。受診する動機が希薄になりがちな高齢者に対して、義歯安定剤の正しい使用法と、定期的な診査の重要性を明確に説明する必要がある。患者に正しい情報や使用方法を説明するために、十分な知識を身につけなければならない。

【参考文献】
1) Felton D, Cooper L, Duqum I, Minsley G, Guckes A, Haug S, et al. Evidence-based guidelines for the care and maintenance of complete dentures: a publication of the American College of Prosthodontists. J Am Dent Assoc, 142 Suppl 1: 1S-20S, 2011.

chapter 11
CAD/CAM による全部床義歯製作の未来

水口俊介　金澤 学

全部床義歯製作ステップの要点

　全部床義歯補綴においては、その維持安定を義歯周囲軟組織に依存しているため、これら軟組織と義歯との機能的協調が極めて重要である（図1）。現在通法とされている全部床義歯製作・義歯形態決定の過程は、フレンジテクニック等の具体的手法を用いるわけではないが、実際には軟組織とのディスカッションの過程であるといっても過言ではない。ここで実際の義歯製作のステップを考えてみよう。

　図2は、私どもの大学で行われている臨床実習におけるステップである。診査・予備印象から始まり、精密印象、咬合採得、ゴシックアーチ、前歯部および臼歯部試適、装着・調整・患者指導である。かなりステップが多いと思うかもしれないが、各ステップにはその必然性がある。簡単にさらってみよう。

　最初のステップである診査・予備印象の段階では、患者の医学的および社会的な状況に加えて、口腔の状況をつぶさに把握する必要がある。口腔粘膜や顎堤の状況、顎関節、そして旧義歯の状況である。あまりに不良な義歯である場合、顎位の設定が困難である場合が多い。吸収の大きいフラビーガムの患者も機能時の義歯の動揺が大きくなるため、顎位は不安定である場合が多い。

　義歯製作を開始する前に、旧義歯あるいは旧義歯のコピーデンチャーを改修し、印象、辺縁形態、顎間関係、咬合平面を検討し、新義歯の正しいイメージをあらかじめ得ておくことは重要である。いきなり製作を開始し、ゴシックアーチ描記時や試適時、場合によっては装着してから誤りに気づき、新製義歯が仮義歯になってしまったケースを自分でも何度も経験している。

　精密印象では、コンパウンドの軟化に最大限の注意を払い、義歯周囲組織の粘膜をひずませないように、デンチャースペースにひっそりと収まるような印象を心がける。注意を払うべきところは多くはない。義歯を離脱させる要因として、頰棚の頰筋付着との関

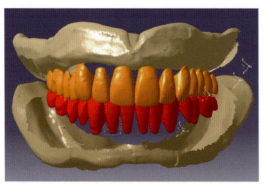

図❶　このように、全部床義歯を構成するのは人工歯と義歯床だけである。維持装置などはないため、この形態の優劣が機能の優劣となる

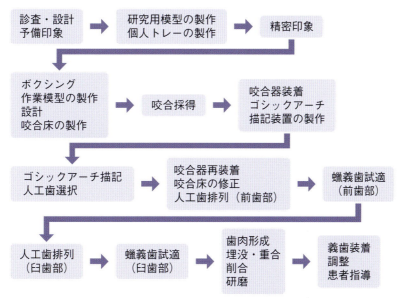

図❷ 従来の全部床義歯製作のステップである。教科書的ではあるが、それぞれのステップで必要なことは押さえられるようになっている

係、オトガイ筋、後顎舌骨筋カーテンが挙げられる（chapter 8参照）。また、吸着の源は、なんといっても舌下腺部である。ここを押さえ、舌後退位を回避すれば、開口時に下顎義歯が動くことはない。開口時に浮かないことは、下顎義歯の必須条件である。

咬合採得では、顔貌に大きくかかわるリップサポート、咬合高径、咬合平面を決定する。このステップで義歯の大部分の形が決定する。この3つの要素には、リップサポートをこのくらい前に出せば咬合高径を何㎜下げることができ、そのときの切縁の位置はこうなる、というように、量的な関係があることを強く意識する。この量的な関係を体得することが、咬合採得および試適をトレーニングすることの意味である。

ゴシックアーチ記録では、顎間関係を正確に評価することを意識する。ゴシックアーチやアペックスが正常に描けるか、描けない場合は患者の顎関節に問題があるのか、装置に慣れていないため顎を動かすことができないのか、描記板の位置によって舌が窮屈になり、うまく描記できていないのかを把握することである。また、ゴシックアーチとタッピングポイントとの位置関係が一致していない場合、どちらを下顎位として採用することが妥当かを考えなければならない。

蠟義歯試適では、完成義歯とほぼ同一の形態の蠟義歯で、これまでのステップで得た事項をチェックする。印象や咬合採得で決めたことをもう一度確認するのである。また、患者の同意を得ることも重要な事項である。

本項では、この製作の過程に当てはめて全部床義歯製作のCAD/CAM化について説明する。

全部床義歯製作のCAD/CAM化

1. 印象採得および咬合採得をどうするか

最も簡単な方法は、旧義歯からコピーデンチャーを製作し、その辺縁形態や咬合面の位置、咬合高径、下顎位を修正したものをトレーと咬合床にしてデンチャースペースの印象を採得する方法である[1]。ただ、人工歯の位置が違っていた場合、コピーデンチャーを完全に修正するのは難しい。どうしても旧義歯の形態に引きずられるからである（図3～5）。

現在、口腔内スキャナーの進歩が著しい。歯面だけでなく、粘膜面がスキャンできるも

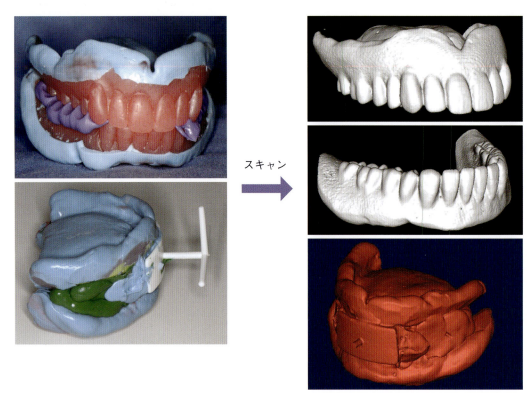

図❸ パイロットデンチャーや既製トレーを用いた印象を、コーンビームCT（CBCT）によりスキャンし、デンチャースペースをデータ化する

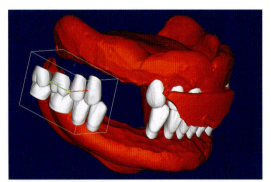

図❹ 三次元CADソフトを用いての人工歯排列。印象体に残されているガイドに沿って排列する

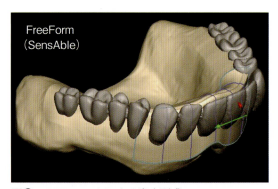

図❺ CADソフトによる歯肉形成

のも増えてくるであろう。これらの口腔内スキャンデータから、印象採得、咬合採得用の個人トレーが製作可能である。

ただ、真に必要なのは、CTやMRI画像からデンチャースペースのモデルを構築し、周囲組織の機能をシミュレートし、それに合致したトレーやパイロットデンチャーを製作することである。現在われわれは、粒子法という数値解析手法を用いてデンチャースペースのモデル構築とシミュレーションを試みているが[2]、コンピュータが著しく進歩した現在においても、極めて計算の時間がかかる作業となっている。乗り越えるべき壁は高いが、臨床的には興味深いところである（図6、7）。

2．人工歯排列および試適はどうなるのか

人工歯排列は、現段階ではデンチャースペースの印象に記録された排列のガイドやパイロットデンチャーの排列に準じて行うしかない。通常のCADソフト上で排列するのはかなり手間がかかるが、顎堤・顔貌・歯列をデータベース化することによって、それまでの臨床経験の蓄積を数値として活用でき、排列

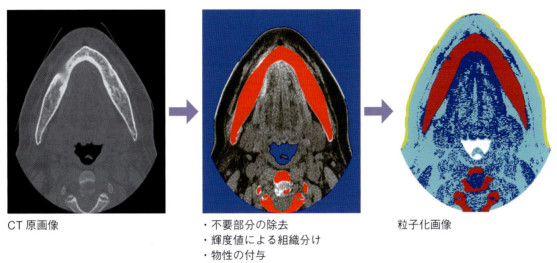

CT原画像　　　・不要部分の除去　　　粒子化画像
　　　　　　　・輝度値による組織分け
　　　　　　　・物性の付与

図❻　CT画像から粒子モデルを作成（参考文献[2]より引用改変）

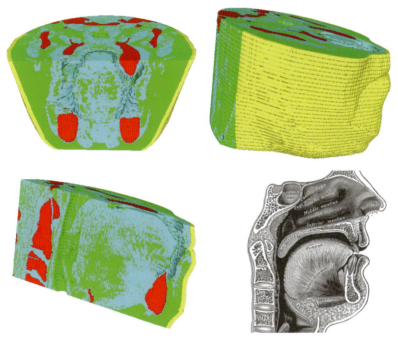

図❼　解剖学的事項をもとにした粒子モデルの作成（参考文献[2]より引用改変）

　の手間やスピードは改善されるであろう（**図8**）。

　CAD/CAMにおいては、試適という操作は完全にコンピュータ上で行われるべきものと考えていた。しかしながら、実際に患者の口腔に試適用義歯を装着し、同意を得るシステムも必要ではないかと考えられる。3Dプリンタの進歩により、実際に口腔内へ入れる義歯（もちろん現在の義歯のような永続性はないが、強度や毒性などを考慮したものである）は比較的簡単に作れる可能性が出ている。

　猪越は、光硬化型のRapid Prototypingを用いて咬合高径、リップサポート、人工歯のサイズを変えた7種類の試適用義歯を製作し、試適操作を行い、従来の蠟義歯を用いた試適操作との違いを検討した（**図9、10**）[3]。その結果、患者からの評価では、審美性、完成義歯の予測可能性、快適性、安定性、全体的な満足度、いずれにおいても有意な差は認められなかった。歯科医師からの評価で

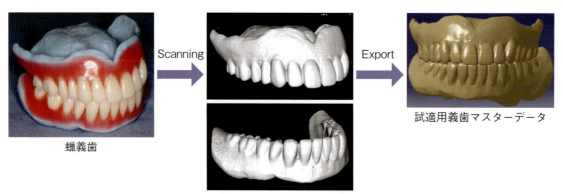

図❽ 蠟義歯とそれぞれの人工歯をCBCTを用いてスキャンし、STL形式の3Dデータに変換し、蠟義歯と同一形態の試適用義歯マスターデータを作成した（参考文献[3]より引用改変）

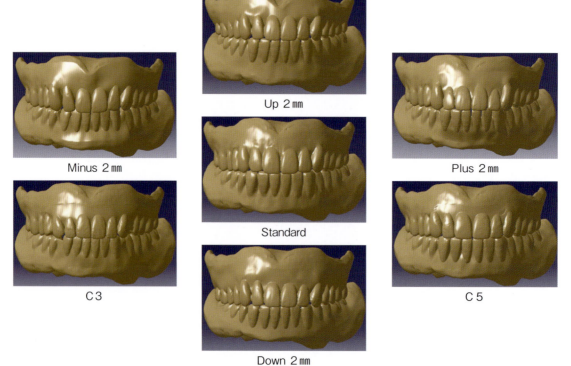

図❾ CAD/CAMを用いた義歯製作においては、チェアーサイドにて排列を修正できないため、あらかじめ数通りの形態を製作しておく必要がある。試適用義歯マスターデータを基本データとし、7種の試適用義歯データを作成した（参考文献[3]より引用改変）

は、審美性・適合性に関して、従来法はRP法に比べて有意に点数が高く、チェアータイムに関してはRP法は従来法に比べ有意に点数が高かった。もちろん、人工歯の色や微妙な傾きなどのチェックは、この段階のRapid Prototypingでは不可能であるが、プリンタや材料の性能が向上すれば、それも可能と考えられる。

　片瀬は、上記の試適用義歯を入れたときの顔面形態と顔貌シミュレーションの誤差について検討した（図11）[4]。その結果、リップサポートおよび高径の変化によるシミュレーションは、実際の顔面形態と0.2〜0.4mmの差異しかみられず、極めて高精度にシミュレーションが可能であることがわかった。顔の光学スキャナやアプリケーションの進歩、すなわち形態データと色やテクスチャーデータを統合できるようなシステムが一般化すれば、実際の試適用義歯は必要なくなり、コンピュータ上での試適も可能となる（図12、13）。

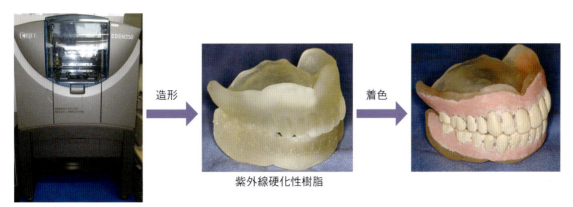

図❿　7種の試適用義歯データから紫外線硬化性樹脂にて造形し、歯冠用硬質レジンを用いて着色を行った（参考文献[3]より引用改変）

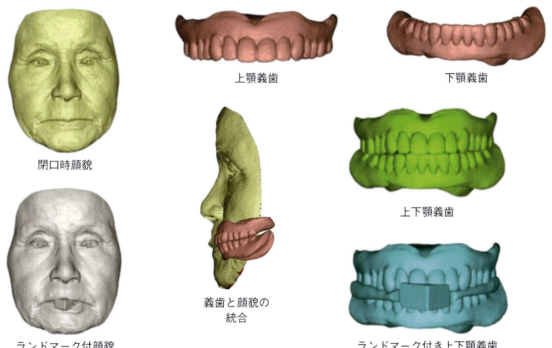

図⓫　上下顎義歯装着時の閉口状態の顔貌と、ランドマーク装置介在状態の顔貌を、顔面用光学スキャナで撮影し、義歯は上顎義歯、下顎義歯、上下顎義歯とランドマーク装置を介在させた上下顎義歯をCBCTにより撮影し、STL形式にて保存した。ランドマーク装置を介して、上下それぞれの義歯と顔貌を統合した（参考文献[4]より引用改変）

3．義歯床の切削と人工歯の接着

　現在の人工歯は、硬質レジンを含んだ多層構造、透明感を表現できるような審美性、安定した咬頭嵌合とバランスドオクルージョンを実現できる咬合面形態を有している。これと同様なものを義歯床から連続した材料で作ることは困難であり、歯科補綴学の叡智が多く含まれている人工歯を活用しない手はないと考えられる。義歯床に人工歯の規定面とmale-femaleの関係となる形態を切削し、そこに人工歯をはめ込み接着させる手法が現在では妥当と考えている（図14）。この場合、義歯床と人工歯の間には、ある程度の遊びが必要であるが、それが大きすぎると所定の位置にはめ込むことはできない。適切な義歯床－人工歯関係のためにさまざまな基底面のデザインとオフセット値（遊びの値）が検討されている[5]。しかしながら、人工歯と義歯床

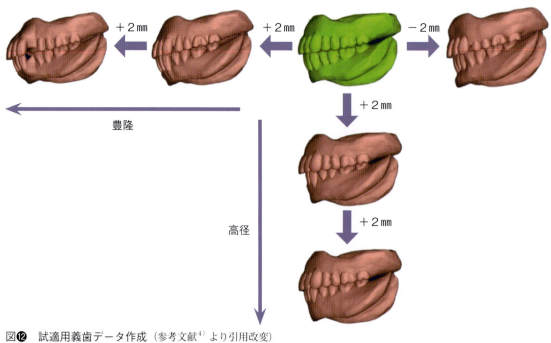

図⓬　試適用義歯データ作成（参考文献4）より引用改変）

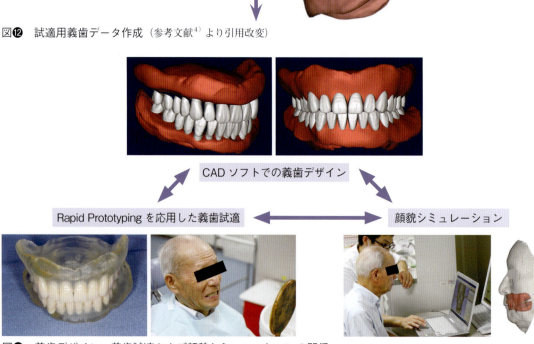

図⓭　義歯デザイン、義歯試適および顔貌シミュレーションの関係

の境界は材料学的には弱点となるため、何とか連続体として製作できる技術が望まれる（図15）。

CAD/CAM化の意義

　臨床および技工サイドの省力化や、重合にこだわらない新しい材料の適用がまず第一に考えられる。しかし、本質的なメリットは、各ステップの情報伝達手法が数値になることである。つまり、いったん義歯の形状をデータ化してしまえば、いつでも義歯が提供できるのである。阪神・淡路大震災では、災害発生が明け方であったため、義歯を外した状態で被災した高齢者が多く、義歯製作の支援要求が多かったと聞く。東日本大震災では、多くの歯科医院が津波のために閉院を余儀なくされたため、義歯に関する対応がなかなかできなかったとも聞く。患者の医療情報が集約され、日本の各地にバックアップとして保存されるプロジェクトが進行しているそうであ

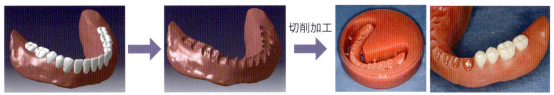

図⓮　義歯データから人工歯の部分を外し、床部分を切削加工し人工歯を接着する（参考文献5）より引用改変）

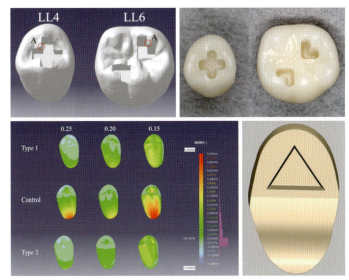

図⓯　上図は人工歯咬合面に設定した計測点。下右図は基底部に設定した形態の一つ。下左図はオフセット値を変化させたときの浮き上がりの値を示している（参考文献5）より引用改変）

る。義歯のデータも、医療情報の一部として保存される状況になるとよい。

　全部床義歯では、床縁形態、人工歯排列や研磨面形態を上下顎堤間の自由度の大きい空間のなかに口腔機能や顔面形態に合致して設定しなければならない。したがって、同一の教科書や手法に則ったとしても、現実には、製作される義歯の形態・品質は術者間で非常にばらつきが大きい。すなわち、全部床義歯という、補綴物のなかでは最も大きく、機能に合致した微妙な曲面によって立体的に構成されているものを、従来のようにマニュアルで行われる操作のみに頼るのではなく、義歯形態決定のための参照を数値データとして提供し、シミュレーション技術により最適形状を推定・検証するという手法が望まれる。この方法が確立すると、これまで臨床の場では経験と試行錯誤によってなされていた設計要因の決定を代行してくれるような、マン・マシンシステムとしての義歯製作支援システムも可能となり、それをシミュレーション教育に適用すれば、より的確な義歯製作の教材となるであろう。

【参考文献】

1) Kanazawa M, Inokoshi M, Minakuchi S, Ohbayashi N：Trial of a CAD/CAM system for fabricating complete dentures. Dent Mater J, 30(1)：93-96, 2011.
2) 平山大輔，水口俊介，金澤 学，呂 学龍，酒井 譲：SPH法による口腔内モデル解析．第25回計算力学講演会論文集，#1407，神戸，10月7日，2012．
3) Inokoshi M, Kanazawa M, Minakuchi S：Evaluation of a complete denture trial method applying rapid prototyping. Dent Mater J, 3；31(1)：40-46, 2012.
4) Katase H, Kanazawa M, Inokoshi M, Minakuchi S：Face simulation system for complete dentures by rapid prototyping. J Prosthet Dent, 109(6)：353-360, 2013.
5) Yamamoto S, Kanazawa M, Iwaki M, Jokanovic A, Minakuchi S：Effects of offset values for artificial teeth positions in CAD/CAM complete denture. Comput Biol Med, 52：1-7, 2014.
6) Yamamoto S, Kanazawa M, Hirayama D, Nakamura T, Arakida T, Minakuchi S, In vitro evaluation of basal shapes and offset values of artificial teeth for CAD/CAM complete dentures. Comput Biol Med 68:84-89, 2015.

あとがき

　超高齢社会の進展に伴い、医療現場では、医科歯科連携、多職種協働が加速度的に進行しているのはごらんのとおりです。そのなかで、われわれ歯科医師に要求されることは、いうまでもなく口から食べる機能の回復と維持です。すなわち、咀嚼機能を義歯などの手法を用いて回復すること、このスキルをもたない歯科医師は、役に立たない者として医療連携からはじき出されてしまうのです。

　また、さらに連携が進行すると、現在はわれわれが歯科領域だと思っている部分も、医科領域に取り込まれてしまう可能性があります。そのような状況になったときに、歯科医師がそのアイデンティティを示すことができる部分は、まさに義歯に関する部分です。自信と誇りをもって、義歯臨床に取り組んでもらいたいと思います。

　さて、義歯のスキルをアップさせるためにはどうすればよいのでしょうか。もしCAD/CAM義歯が完成しても、義歯に関する歯科医師のスキルがダメだとそのメリットは活かせません。普段の臨床で患者さんから学ぶことは多いですし、同僚との議論から学ぶことも多いです。義歯について議論をしたり考えたりする時間を長くすること、本書がそれにいささかでもお役に立てれば幸いです。

　最後になりましたが、本書の出版にあたって慣れない私たちを導いてくださいましたデンタルダイヤモンド社の方々に厚く御礼を申し上げます。

筆者一同

■編著者略歴

水口俊介（みなくち しゅんすけ）

1983年	東京医科歯科大学歯学部歯学科卒業
1987年	東京医科歯科大学大学院歯学研究科修了
1989年	東京医科歯科大学歯学部高齢者歯科学講座 助手
2001年	同大学大学院医歯学総合研究科口腔老化制御学分野講師
2005年	同大学大学院医歯学総合研究科高齢者歯科学分野助教授
2008年～	同大学大学院医歯学総合研究科全部床義歯補綴学分野教授

現在に至る

・・・

［所属学会］
日本補綴歯科学会
日本老年歯科医学会
日本咀嚼学会
日本生体医工学会
口腔病学会
日本義歯ケア学会

全部床義歯実況講義
フルマウスリコンストラクションの第一歩

発行日	2016年5月1日　第1版第1刷
編著者	水口俊介
発行人	湯山幸寿
発行所	株式会社デンタルダイヤモンド社
	〒113-0033 東京都文京区本郷3-2-15 新興ビル
	電話＝03-6801-5810（代）
	http://www.dental-diamond.co.jp/
	振替口座＝00160-3-10768
印刷所	能登印刷株式会社

Ⓒ Shunsuke MINAKUCHI, 2016

落丁、乱丁本はお取り替えいたします

● 本書の複製権・翻訳権・上映権・譲渡権・公衆送信権（送信可能化権を含む）は㈱デンタルダイヤモンド社が保有します。
● JCOPY 〈㈳出版者著作権管理機構 委託出版物〉
本書の無断複写は著作権法上での例外を除き禁じられています。複写される場合は、そのつど事前に㈳出版者著作権管理機構（TEL：03-3513-6969、FAX：03-3513-6979、e-mail：info@jcopy.or.jp）の許諾を得てください。